当代名中医专科专病经方
薪传临证绝技丛书

名中医

不孕不育经方薪传临证绝技

主编

李晓倩　杨翠峰　袁宏宇

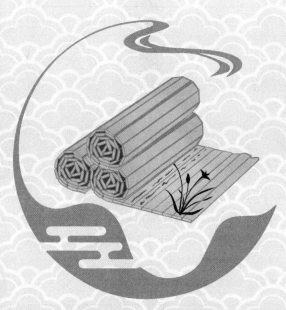

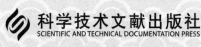

科学技术文献出版社
SCIENTIFIC AND TECHNICAL DOCUMENTATION PRESS

·北京·

图书在版编目（CIP）数据

名中医不孕不育经方薪传临证绝技 / 李晓倩，杨翠峰，袁宏宇主编. —北京：科学技术文献出版社，2022.12

（当代名中医专科专病经方薪传临证绝技丛书）

ISBN 978-7-5189-9836-4

Ⅰ.①名… Ⅱ.①李… ②杨… ③袁… Ⅲ.①不孕症—中医临床—经验—中国—现代 ②男性不育—中医临床—经验—中国—现代 Ⅳ.① R271.14 ② R256.56

中国版本图书馆 CIP 数据核字（2022）第 223050 号

名中医不孕不育经方薪传临证绝技

策划编辑：薛士滨　　责任编辑：刘英杰　张雪峰　　责任校对：张吲哚　　责任出版：张志平

出　版　者	科学技术文献出版社	
地　　　址	北京市复兴路15号　邮编 100038	
编　务　部	（010）58882938，58882087（传真）	
发　行　部	（010）58882868，58882870（传真）	
邮　购　部	（010）58882873	
官方网址	www.stdp.com.cn	
发　行　者	科学技术文献出版社发行　全国各地新华书店经销	
印　刷　者	中煤（北京）印务有限公司	
版　　　次	2022 年 12 月第 1 版　2022 年 12 月第 1 次印刷	
开　　　本	710×1000　1/16	
字　　　数	206千	
印　　　张	13.25　彩插 2 面	
书　　　号	ISBN 978-7-5189-9836-4	
定　　　价	49.80元	

版权所有　违法必究

购买本社图书，凡字迹不清、缺页、倒页、脱页者，本社发行部负责调换

《当代名中医专科专病经方薪传临证绝技》丛书
编 委 会

顾　　问　孙光荣　李佃贵　刘景源　祝之友　谢阳谷

　　　　　郑守曾　刘从明　杨运高

名誉主编　唐祖宣

总 主 编　杨建宇

编　　委　（以姓氏笔画排序）

　　　　　王　鹏　王东红　王丽娟　王俊宏　冯　利

　　　　　朱庆文　邬晓东　刘华宝　刘春生　刘海燕

　　　　　许　滔　杨　燕　杨建宇　张　炜　张华东

　　　　　张胜忠　罗宏伟　郑佳新　柳红芳　姜　敏

　　　　　姜丽娟　姚卫海　桂延耀　徐国良　徐学功

　　　　　海　霞　冀文鹏　魏素丽

学术秘书　王　晨

主编单位　中国中医药研究促进会仲景医学研究分会

　　　　　中国中医药研究促进会唐祖宣医学工作委员会

　　　　　北京中联国康医学研究院

　　　　　南阳张仲景传统医药研究会

协编单位　中国中医药研究促进会仲景星火工程分会

中国中医药信息学会人才信息分会

中国针灸学会中医针灸技师工作委员会

世界中医药学会联合会中医疗养研究专业委员会

中国民间中医医药研究开发协会中医膏方养生分会

中关村炎黄中医药科技创新联盟

中华中医药中和医派杨建宇京畿豫医工作室

世界中医药协会国际中和医派研究总会

北京世中联中和国际医学研究院

《名中医不孕不育经方薪传临证绝技》编委会

主　编　李晓倩　榆林市中医医院
　　　　杨翠峰　中国航天科工集团七三一医院
　　　　袁宏宇　北京和美妇儿医院
副主编　黄　蕾　揭阳市人民医院
　　　　杨建宇　《光明中医》杂志社
　　　　祝小清　孟河国医堂
　　　　任　聪　中国中医科学院中医临床基础医学研究所
　　　　梁俊霞　河南省南阳市伏牛路梁俊霞诊所
　　　　罗奋源　福建省三明市沙县奋源中西医结合诊所
　　　　彭　仙　荆州市中医医院
　　　　白雅雯　内蒙古医科大学
编　委　（按姓氏笔画排序）
　　　　王　蒙　内蒙古妇幼保健院
　　　　王大庆　湖北万发医药科技有限公司
　　　　庄田畋　贵州中医药大学
　　　　刘永浩　临沂市中医医院
　　　　刘雁云　湖北中医药大学基础医学院
　　　　吴新荣　广饶县中医院
　　　　夏尧凤　衡阳市福康诊所
　　　　夏　林　安徽省庐江夏林中医诊所
　　　　黄小芳　晋江市第二医院
　　　　梁　琴　西昌市妇幼保健计划生育服务中心
　　　　雷贵仙　江西省井冈山市柏露乡上坊村卫生室
　　　　潘姝言　哈尔滨市松北区对青山中心卫生院李家分院

主编简介

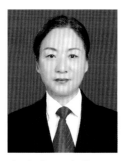

李晓倩，中医妇科主任医师，本科学历。现任榆林市中医医院妇产四病区主任。榆林市中医医院名中医，榆林市中医医院名医门诊部坐诊专家。中国中医药研究促进会仲景医学分会常务理事，榆林市中医妇科学会常务理事。荣获榆林市"有突出贡献专家"称号。中国共产党榆林地方第三次代表大会代表。获第六届榆林市青年科技奖、榆林市优秀科技工作者殊荣。先后在国家级、省级刊物发表论文10余篇，在两本妇产科专著中担任副主编和编委。主持完成的"中药人工周期疗法治疗多囊卵巢综合征不孕"课题和"中西药结合治疗输卵管不通"课题获得榆林市科学技术三等奖。

对不孕不育症、输卵管阻塞性不孕、排卵障碍性不孕、闭经、痛经、功能失调性子宫出血、多囊卵巢综合征、高泌乳素血症、更年期综合征、顽固性习惯性流产、急慢性盆腔炎、各类阴道炎、宫外孕保守治疗、乳腺增生等疾病的治疗有独到之处。

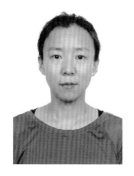

杨翠峰，副主任医师，2003年毕业于黑龙江中医药大学，现任职于中国航天科工集团七三一医院中医科。于2021年拜师针灸泰斗、国医大师石学敏院士。

擅长以整体治疗为原则，运用针药配合及耳穴疗法诊治不孕不育、月经紊乱、痛经、多囊卵巢综合征、子宫腺肌症、更年期综合征、过敏性鼻炎、带状疱疹及后遗神经痛、面瘫、面肌痉挛、颈椎病、腰腿痛、失眠、郁症、脑鸣、耳鸣耳聋、神经性头痛、偏头痛、中风后遗症、银屑病、湿疹、黄褐斑、慢性胃炎、肠功能紊乱等常见病及疑难病。

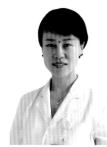

袁宏宇，副主任医师，医学硕士，高级健康管理师，高级营养师。北京广播电台健康栏目特邀嘉宾。兼任北京中医药学会中医全科专业委员会委员，中国中医药研究促进会仲景医学分会理事、特聘专家，中国中医药信息学会人才信息分会理事。

1998年毕业于黑龙江中医药大学，从事中医临床工作二十余年。师从多位国家级名老中医，在临床中积累了丰富的诊疗经验。熟练运用中医理法方药等多种手段，治疗内科、妇产科疾病，以及调理"三高"、内分泌失调等多种亚健康状态，疗效显著，以辨证精确，针药并用为特色，获得患者广泛赞誉。尤其擅长治疗不孕症，为许多家庭送去福音。曾为200多家知名企事业单位、社会机构及社区进行健康及医学科普讲座。

助推"经方热""经药热"
学术化、规范化、专科化！

　　《当代名中医专科专病经方薪传临证绝技》丛书终于要出版了！可喜可贺！

　　这是《医圣仲景文库》系列的成果！

　　也是我们中和医派中华国医专病专科经方大师研修班的成果！

　　更是中关村炎黄中医药科技创新联盟中医药国际"一带一路"经方行的成果！

　　又是中华中医药中和医派杨建宇京徽豫医工作室倡导推动的"经药理论体系"的成果！

　　也是每年10月21日"世界中医经方日"活动推动的抓手！

　　而关键所在，《当代名中医专科专病经方薪传临证绝技》丛书有助于推动"经方热""经药热"的学术化、规范化、专科化的发展！

　　不忘初心，砥砺前行！

　　重温中医药经典，找回中医药灵魂，再塑中医药伟大，成了中医药人的重要共识与努力导向。提升中医药经典研学力道，钻研中医药经方，以及共同推广普及经方临床应用，成了弘扬中医药经典理论，提高中医药临床服务能力的捷径，成了中医药临床疗效的保障。著名中医药经方大师——黄煌教授，宣讲经方应用，在全球范围内推广普及、规范推进经方的临床应用，助推全球中医"经方热"澎湃前行，是大家公认的挖掘经方宝藏的"兵工团长"。2014年我们中和医派第三代传人王丽娟，主持开展的中华国医专病专科经方大师研修班系列，在北京、南阳、郑州、成都、宁夏、深圳逐次展开，继推至海外。2017年，以黄煌教授为总指挥的中医药国际"一带一路"经方行活动，确定了每年10月21日作为"世界中医经方日"，将全球"经方热"推向新的辉煌！继而，在中和医派"经方""精方"基础上，倡导"道地药材""精准用药"，强调"动态辨证"，推出"经药"概念，创新"经药理论体系"，得到"当代神农""中药泰斗"祝之友教授的认可，并以国家中医药管理局全国名老中医药专家祝之友传承工作室的中医临床中药学学科传承的重要内容为导向，大力开展有关中医药"经药"的学术研讨和"经药理论体系"的创新构建，以神农本草经研修班和采药识药班为抓手，以纪念祝之友老教授从事中医药50周年活动为契机，在全国各地乃至港澳台、东南亚地区开展中医临床、中药学学术活动及"经药理论"研讨。

祝之友杨建宇经药传承研究室在印度尼西亚巴淡岛挂牌，确定每年农历四月二十六日为"世界中医经药日"。教材专著、专业论文持续出版发表，网络课堂、全球会议持续进行，助推中医"经药热"与"经方热"，相得益彰，携手共进，在中医药时代的大潮中，奔涌前进！

近来，仲景书院经方精英传人、中国中医科学院何庆勇教授，在全国各地开展"何庆勇经方经药"专题研修班、讲习班，这不但是祝之友老教授和我在仲景书院反复宣讲"经药概念"和"经药理论体系"的成果之一，更是"北京－河南－南阳"仲景书院的重大学术成果之一，因为以后还会有更多的像何庆勇教授这样的仲景学术精英、"经方"、"经药"传人，竭力开展"经方""经药"学术传承。再推中医药"经方热""经药热"新高潮，再续中医药"经方热""经药热"新辉煌！

"精研经典弘扬国粹，创新汉方惠泽苍生。"这是国医大师孙光荣教授的题词，也是《当代名中医专科专病经方薪传临证绝技》丛书所有的编者数十年如一日在学习与临床实践中遵守的准则。熟读中医药经典，夯实中医药基础理论，传承《神农本草经》华夏先民原创治病用药经验精华，探解《黄帝内经》中医药道法自然、天人合一的奥旨，规范在《伤寒杂病论》指导下经方理法方药的临床诊病疗病用药体系，重塑中医药独特的临床辨证思维和优势显著的特色疗法的魂灵，重构中医药"经方""经药"理论体系在中医药理论和临床中的支撑与引领，回归中医药"经方""经药"的学术化发展，规范化推广及其专病专科化应用，促进中医药"经方热""经药热"回归主流中医医院的专病专科科室，成为中医药各专科最普遍的诊疗方式和首要选择，同时，提升中医药学术发展和规范化拓展与应用。而《当代名中医专科专病经方薪传临证绝技》丛书就是围绕各专科专病之优势病种，汇编总结临床卓有成就的各地著名中医专家、临床大家在临床中应用"经方""经药"理论的实践经验和妙招绝技，旨在给年轻中医药学者提供学习"经方""经药"的临床验案及理论精要，更重要的是通过各专病专科的"经方""经药"的汇总，促进各专病专科临床中医师明了各自专病专科常用的"经方""经药"，并从中汲取名老中医的临床经验，从而在整体上提升中医药服务大众健康的能力和水平，使中医药"经方热""经药热"走向学术化、规范化、专科化发展更有理论意义和现实意义，促进中医药事业大发展、大繁荣！

《当代名中医专科专病经方薪传临证绝技》丛书共计30册，是在名誉主编国医大师唐祖宣教授的具体指导下，在各分册主编带领编委会的努力下，历经3年，大家一边干好本职工作，一边积极抗击疫情，挤用休息时间，编写稿子，十分辛苦，十分不易，在此给大家道一声"您辛苦啦！大家都是人民的健康卫士！大家都是优秀的抗疫英雄！促进中医药'经方热''经药热'学术化、规范化、专科化发展，大家都是功臣！历史一定会铭记，中医药人不会忘记"。另外，还要感谢科学技术文献出版社对这套书的大力支持和帮助，从选题策划论证，到书稿的编撰排版，无不映衬体现着出版社领导、编辑的辛苦劳动和付出！在此一并表示衷心的感谢和深深的感恩！

最后，仍用我恩师孙光荣国医大师的话来结尾：

美丽中国有中医！

中医万岁！

杨建宇

2022.10.21·世界中医经方日·明医中和斋

注：杨建宇　教授、执业中医师、研究员

《光明中医》杂志社主编

中国中医药现代远程教育杂志社主编

中国中医药研究促进会仲景医学研究分会副会长兼秘书长

中关村炎黄中医药科技创新联盟执行主席

中华中医药中和医派创始人·掌门人

中医药国际"一带一路"经方行总干事

目录

第一章 不孕不育

国医大师何任教授活血化瘀法治疗不孕不育

【名医简介】

何任，首届"国医大师"荣誉称号获得者。

【学术思想】

不孕不育是临床常见且又难治的病证，何任教授擅于应用活血化瘀法治疗不孕不育，常用的治法有活血化瘀、益肾壮阳法，温经散寒、养血祛瘀法，疏肝解郁、益肾活血法，健脾化湿、理气活血法。何任教授认为应用活血化瘀法首先要具有瘀血证的表现；其次要分清主次，有的以祛瘀为主，有的以祛瘀为辅；再次要根据证候选择恰当的方剂；最后要注意扶助正气，并且还要注意疏肝健脾益肾和调补奇经八脉，这样才能取得好的疗效。

【诊断思路】

女性不孕主要由输卵管功能障碍或管腔不通、卵巢病变或内分泌异常导致的排卵障碍、盆腔炎症、子宫内膜异位症、免疫性功能失调等引起；男性不育则多与精索静脉曲张等造成精子生成障碍、性功能障碍等引起的精子运送障碍、睾丸损伤导致的自身免疫等有关。临床上中医一般多从补肾气、温肾阳、滋肾阴、益气血、疏肝解郁、化痰利湿等方面进行治疗。何任教授治疗不孕不育时则重视活血祛瘀法的应用，并取得了较好的疗效。《素问·上古天真论》曰："女子二七而天癸至，任脉通，太冲脉盛，月事以时下，故有子""丈夫二八，肾气盛，天癸至，精气溢泻，阴阳和，故能有子"，说明肾之精气充盛、经脉气血流畅是孕育的基础。《素问·空骨论》则提及"督脉为病，女子不孕"。汉代张仲景《金匮要略·妇人杂病脉证并治》在温经汤下注："亦主妇人少腹寒，久不受胎"，提出了温经散寒祛瘀治疗不孕的方药。唐代孙思邈《备急千金要方·妇人方》"求子"一节，除着重论述了瘀血凝滞导致不孕的机制外，还专列用于治疗胞中有积血导致不孕的妇人求子第一方——朴硝荡胞汤。该方由朴硝、牡丹皮、当归、大黄、桃仁、细辛、厚朴、桔梗、人参、赤芍、茯苓、桂心、甘草、牛膝、橘皮、附子、虻虫、水蛭等药组成，活血化瘀力量十分明显。元代朱丹溪则将调经摆在治疗不孕不育的重要位置，谓"求子之道，莫于调经"。明代万全亦倡导这一观点："女子无子，多因经候不调，药饵之辅，尤不可缓。若不调其经候而与之治，徒用力于无用之地。此调经为女子种子紧要也。"清代王清任专注于活血化瘀法的临床应用，他在《医林改错》中十分推崇少腹逐瘀汤，认为该方对瘀血造成的少腹积块疼痛、月经病、带下病证皆有疗效，"更出奇者，此方种子如神，每经初见之日吃起，一连吃五付，不过四月必存胎"。古代医家的这些论述，都提示我们在临床不孕不育的治疗中要重视活血化瘀法的应用。

【治疗方法】

1. 使用依据。引起不孕不育的原因很多，临床上亦可分为多种类型，尽管不孕不育属于慢性难治病，按叶天士"久病入络"的理论来讲亦均可使用活血化瘀法。

2. 分清主次。临床运用活血化瘀法应该分清主次，如女子不孕中的子宫内膜异位症、子宫肌瘤，男子不育中的静脉曲张一般均可以活血化瘀法为主，辅以其他治法。就证候而言，如瘀血内阻证候明显，也应以活血化瘀为主，辅以活血化瘀，如散寒祛瘀、疏肝活血、健脾理气活血等。这种治法通过活血，促进气机流畅、调整脏腑功能以利于孕育。

3. 选方用药。证候不同，血瘀程度有异，选用的处方也有差异，这样才能取得最好的疗效。如瘀积明显、体质壮实者可用攻逐瘀血的方法，方剂可选《伤寒论》桃仁承气汤、《金匮要略》下瘀血汤。

4. 注意扶正。活血化瘀能祛除瘀积、促进正气恢复，但毕竟是克伐之品，久用则伤正。因此在临床上一是要注意扶正祛瘀，如使用桃红四物汤一类方药，既能活血祛瘀，又能养血调经；二是使用活血化瘀重剂，如下瘀血汤等，应中病即止，避免损伤正气。此外，肝主疏泄，脾为气血生化之源，肾藏精、主生殖，冲为血海，任主胞胎，不孕不育与肝、脾、肾三脏及奇经八脉关系密切，在使用活血化瘀法治疗的过程中既要重视健脾疏肝益肾，尤其是疏肝解郁、益肾填精，同时要时时调补奇经，故何任教授强调"诊治妇科病，必通晓奇经之理"，只要我们辨清证候，在此基础上分清活血化瘀的主次，采用恰当的方法治疗就一定能在治疗不孕不育中获得好的疗效。

【验案赏析1】

患者，男，32岁，初诊时间：1993年4月30日。患者婚后数年不育（其妻妇科各项检查均未见异常），平时性功能低下，同房不排精。周身皮肤干燥而痒，面色偏暗，双眼角有血丝，舌下纹紫，脉涩。证候为瘀血内阻、肾阳亏虚，治宜逐瘀为先。处方：当归9g，赤芍12g，川芎12g，生地黄、熟地黄各12g，桔梗6g，地龙12g，桃仁15g，红花9g，柴胡9g，枳壳9g，怀牛膝9g，补骨脂12g，韭菜子15g，蛇床子15g，生甘草6g。每日1剂，水煎2次混合后上下午分服。

1993年6月11日二诊：自4月30日服方28剂后，自感性功能有所改善，皮肤干燥亦减，痒亦瘥，眼角红丝消失，舌下纹紫较前消退、变淡，遂据前方稍作加减。处方：当归15g，赤芍、白芍各9g，川芎12g，生地黄、熟地黄各15g，韭菜子15g，桔梗6g，地龙12g，桃仁15g，红花9g，柴胡9g，枳壳9g，怀牛膝9g，紫石英12g，补骨脂12g，蛇床子15g，生甘草6g。每日1剂，水煎2次混合后上下午分服。14剂。此14剂服完，性功能基本正常。不久，其妻怀孕，足月后产一健康女婴。

【按语】

何任教授认为，从临床实际来看，若主要使用活血化瘀法进行治疗，患者必须具备瘀血证的表现，如腹部肿块、少腹作痛、皮肤干燥、舌质紫黯或有瘀斑、脉涩等，妇女经行色暗有块、舌质紫黯尤其有临床参考价值。

【验案赏析2】

患者，女，32岁，初诊时间：1983年10月24日。患者结婚四载未孕。少腹不温，时作胀滞，经期先后不定，行则量多有块，色或淡或暗，迁延时日，日晡手足心热，唇口干燥，脉涩苔薄，舌色略暗。证属虚寒夹瘀，宜温经散寒祛瘀为治。处方：党参、当归、白芍各12g，川桂枝、川芎、阿胶、姜半夏、麦冬各9g，吴茱萸、牡丹皮、生甘草各6g，生姜3片。每日1剂，水煎2次混合后上下午分服。

1983年11月7日二诊：服10月24日方14剂，自感少腹寒冷减轻，本月汛行五日而净，手足心热见轻，原方再续。后又服处方数次，于1984年年初怀孕。

【按语】

何任教授对寒凝血瘀的不孕不育擅用《医林改错》少腹逐瘀汤、《金匮要略》温经汤；如有瘀血化热，则可选《医林改错》血府逐瘀汤。女子不孕中常有腹痛症状，何任教授则喜用《太平惠民和剂局方》失笑散和《太平圣惠方》金铃子散，他认为这两张处方药味少而力专，取效明显。

【参考文献】

何若苹. 国医大师何任活血化瘀治疗不孕不育经验探析［J］. 中华中医药杂志，2013，28（12）：3559 - 3561.

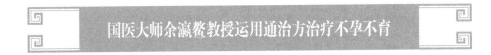

国医大师余瀛鳌教授运用通治方治疗不孕不育

【名医简介】

余瀛鳌，国医大师。

【学术思想】

余瀛鳌教授临证擅用通治方治疗不孕不育。余瀛鳌教授认为，不孕不育属于现代生殖障碍疾病，其病程长、治疗周期长，中医药治疗具有一定优势，因此在辨病与辨证相结合的基础上，拟定治疗不孕不育的通治方，并根据患者的表现加减化裁。具体而言，不孕症多是由于冲任气血亏虚、胞宫寒冷，治宜升补气血、调畅冲任、益肾通络，拟暖宫促孕方治疗；男子不育、少精或精子质量不高，多是由于命门火衰、精室寒冷、生化不足，治宜温补命门、滋肾益精、生精促育，拟生精促育方治疗。

【治疗方法】

予通治方加减。余瀛鳌教授临证主张辨病与辨证相结合，并根据古方化裁，拟定通治方治疗不孕不育。通治方是在辨病论治与辨证论治相结合的基础上，根据临床具体疾病提出来的通治方案，其组成相对固定，性味相对平和，照顾疾病病机也较为全面。在通治方的运用方面，要根据临床实际和患者个体特异的表现，立法化裁或组合其他治法与方药，使得治疗方案系统、全面而灵动，既符合中医学整体恒动观的基本精神和要求，又符合临床诊疗实践规律。

【治疗绝技1】

根据上述病机认识及基本治法，余瀛鳌教授自拟暖宫促孕方治疗不孕或习惯性流产。方药组成：炙黄芪30 g，炒白术12 g，当归10 g，生地、熟地各15 g，炒白芍12 g，肉桂5 g，补骨脂12 g。方中黄芪和白术补脾益气、升阳促孕，当归、生地、熟地、白芍滋阴养血、充养血海根基，佐以肉桂、补骨脂暖宫摄精、益肾固胎。对于痛经、小腹冷坠者，加小茴香5 g、延胡索12 g、白芷10 g暖宫散寒，活血止痛；月经量少、颜色稀淡者，加阿胶10 g（烊化）、艾叶10 g温经养血，滋补冲脉；情绪不宁、精神紧张、月经稀少甚则不排卵者，加柴胡10 g、枳壳6 g、木香6 g、制香附10 g、紫石英20 g（先煎）疏肝理气，温潜助排；宫腔粘连、卵巢多囊或输卵管不通畅者，加制香附15 g、皂角刺10 g、路路通10 g、王不留行12 g行气化痰，活血通络；肾气不足、孕卵发育不成熟、难以成孕或反复流产者，加紫河车8 g、续断15 g、菟丝子12 g、桑寄生15 g调养先天，滋补肝肾；已孕而难保、频频堕胎者，亦责之于冲任气血亏虚、胞宫寒凝，对于此证余瀛鳌教授往往又合入《景岳全书》举元煎（人参、黄芪、白术、炙甘草、升麻）以升阳气、固胎元；胎动不安、易于流产者，加黄芩10 g、苎麻根15 g清热凉血安胎。

【治疗绝技2】

自拟生精促育方

组成：熟地30 g，陈皮6 g，补骨脂12 g，肉苁蓉15 g，沙苑子15 g，菟丝子12 g，锁阳10 g，鹿角胶10 g（烊化），炒山药20 g，茯苓15 g，枸杞子12 g，仙茅10 g，淫羊藿12 g。

原文：治疗男子不育、阳痿少精、早泄或遗精滑精，症见精神衰惫、腰酸膝冷、小便清长、夜尿频多、脉沉尺弱。方中集合众多补肾益精、强肾温阳药物，具有益肾健脾、扶阳生精之效。脾为后天之本，在于健运培育；肾为先天之本，在于固摄温养。方中熟地、沙苑子、菟丝子、枸杞子补肾益精，得陈皮补而不腻；补骨脂、仙茅、淫羊藿温养强肾，得肉苁蓉、鹿角胶、锁阳多汁稠厚之味温而不燥，阳生阴长，嗣育无穷；佐以山药、茯苓、陈皮健运后天脾胃，使补益之品得以运化吸收。

调护：兼有遗精或早泄者，加五倍子10 g、五味子10 g、金樱子10 g固精止遗；兼有大便不实或腹泻者，加炒白术15 g、莲子15 g健脾固肠；兼有腰膝冷痛、乏力身困者，加炙黄芪30 g、炒杜仲12 g益气壮腰；兼有睾丸冷痛者，加小茴香 4 g、延胡索 10 g、柴胡 10 g、川楝子 10 g 温肝行气止痛；兼有夜尿频多者，加覆盆子 12 g、桑螵蛸 12 g 温肾缩泉。

【验案赏析 1】

张某，女，37 岁，2015 年 1 月 7 日初诊。主诉：习惯性流产 8 年。患者已婚 13 年，曾于 2007 年、2011 年、2013 年怀孕但均流产。第一胎因腹泻流产，后 2 次均因无胎心而自然流产。2014 年因"宫腔粘连Ⅱ度"于北京某三甲医院行宫腔粘连松解术、子宫内膜息肉切除术和刮宫术。现月经周期 30 天，行经 3～4 天，色暗红有血块，经前乳房胀痛，行经时腹坠、腰酸冷痛，纳食、睡眠、二便均正常。输卵管通畅但较迂曲，舌苔薄微腻，脉沉弦数，治宜升补气血、调畅冲任、补肾通络。处方：暖宫促孕方加减。用药：炙黄芪 36 g，炒白术 12 g，当归 10 g，生地 15 g，熟地 15 g，炒白芍 12 g，肉桂 5 g，补骨脂 12 g，鹿角胶 10 g（烊化），续断 15 g，升麻 10 g，柴胡 10 g，制香附 12 g，路路通 10 g，炒山药 20 g，益母草 12 g。20 剂，水煎服。

2015 年 3 月 4 日二诊：患者连服 40 剂，尽剂后月经量增多，行经 4～5 天，经色转红，近 2 次月经未出现痛经现象，月经周期变为 28 天，少腹凉，舌红苔白，脉沉微弦，治宗前法，兼以温宫。处方：炙黄芪 50 g，当归 10 g，生地 15 g，熟地 15 g，炒白芍 12 g，鹿角胶 10 g（烊化），补骨脂 12 g，桑寄生 15 g，柴胡 10 g，制香附 12 g，升麻 10 g，丹参 18 g，炒山药 20 g，肉桂 6 g，小茴香 5 g。20 剂，水煎服。

2015 年 3 月 25 日三诊：患者精力较好，小腹凉改善，舌红苔白，脉沉。前方去升麻、柴胡、丹参，加紫河车 8 g、续断 15 g、菟丝子 12 g，继服 20 剂。

2015 年 4 月 15 日四诊：患者月经延迟 20 天未至，检查发现已经怀孕，治宗前法，增强补肾固胎功效。处方：炙黄芪 30 g，当归 10 g，生地 15 g，熟地 15 g，炒白术 12 g，炒白芍 12 g，补骨脂 12 g，桑寄生 15 g，黄芩 10 g，紫河车 8 g，续断 15 g，菟丝子 12 g，炒山药 20 g。20 剂，水煎服，嘱患者每隔 1 天服 1 剂。后随访患者以上方服用 45 剂，足月且顺产一男婴。

【按语】

患者反复堕胎而难以正常孕育，据其脉证应责之于 3 方面因素：一是先天不足、冲任不固；二是胞宫寒冷、疏泄不畅、痰瘀阻滞；三是手术损伤。鉴于以上原因，余瀛鳌教授选用具有升补气血、调畅冲任功能之暖宫促孕方加减，同时佐以补肾通络。方中鹿角胶、续断补肾温经，均为延嗣要药；加入升麻、柴胡增强原方升举阳气、固胎安胎之效；炒山药增强原方健脾固摄之力；香附、路路通、益母草疏肝行气、活血化瘀，为其常用的具有疏通输卵管作用的经验用药。经过调补冲任，二诊时患者月经已有改善，唯现少腹凉，说明仍有宫寒证候，故加肉桂、小茴香暖宫理气。患者全程坚持升补气血、调畅冲任、补肾通络的基本治法。待受孕后，增加桑寄生、黄芩、紫河车、续断、菟丝子、炒山药等安胎固胎药物收功。

【验案赏析2】

刘某，男，34岁，2015年3月11日初诊。主诉：不育5年。患者结婚5年未避孕而未育。2014年7月13日于当地某三甲医院行精液检查，结果示精液量3.3 mL，液化时间30分钟，活动精子数量143×10^6/mL，其中A级8%，B级15%，A级+B级=23%；精子活率（A级+B级+C级）为42.32%。患者平素畏寒，饮凉水或食冷物即易泄泻，大便每日2~3行或不成形，阴囊潮湿，眠差易醒，性生活基本正常，平素无吸烟及其他不良嗜好。颈痛，腰部无酸痛，舌体微胖，苔滑腻，脉沉尺弱。治宜温补命门，滋肾益精，健脾固肠。处方：生精促育方加减。用药：熟地30 g，陈皮8 g，肉苁蓉15 g，沙苑子15 g，菟丝子12 g，锁阳10 g，仙茅10 g，淫羊藿12 g，炒山药20 g，茯苓15 g，怀牛膝12 g，生黄芪24 g，炒白术12 g。20剂，水煎服。

2015年4月1日二诊：患者服前方后腹泻已愈，大便每日1行且成形，睡眠好转，余无所苦。舌淡红，苔滑腻，脉沉小、右尺弱。治宜益肾扶阳，健脾调肝，生精促育。方药：熟地30 g，陈皮6 g，肉苁蓉15 g，锁阳12 g，仙茅10 g，淫羊藿12 g，沙苑子15 g，补骨脂12 g，炒山药20 g，玄参15 g，制附片6 g，炒白术12 g，柴胡6 g，肉桂4 g。20剂，水煎服。

2015年8月5日三诊：患者一般情况均已明显好转，苔腻已除。精液检查示精液量3.1 mL，液化时间15分钟，活动精子数量255×10^6/mL，其中A级12%，B级45%，A级+B级=47%，A级+B级+C级=88.54%。前方再加鹿角胶10 g（烊化），嘱其继服30剂以资巩固。2015年11月18日患者因其他病就诊，告知其爱人已怀孕12周。

【按语】

患者虽属壮年但平素畏寒，饮凉水或食冷物即易泄泻，大便不成形，伴有阴囊潮湿、舌体微胖、苔滑腻、脉沉、尺弱等，显为脾肾阳虚、命门火衰。命门之火无以温煦则精室寒冷，精子活率低下。余瀛鳌教授拟定温补命门、滋肾益精，并佐以健脾固肠之法，在经验方生精促育方基础上加生黄芪、炒白术健脾益气，怀牛膝活血利湿、引药下行。经过近半年的治疗，患者精子质量改善、活率提升，体现了温肾生精法治疗该病的突出效果。

【参考文献】

李鸿涛，谢琪，武晓冬，等．余瀛鳌运用通治方治疗不孕不育经验[J]．中国中医基础医学杂志，2021，27（8）：1316 – 1318.

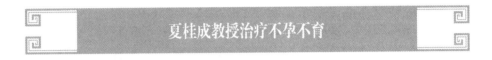

夏桂成教授治疗不孕不育

【名医简介】

夏桂成，江苏省著名中医妇科专家，擅长治疗妇科各种疑难杂症，尤以治疗不孕不育而闻名。

【经典名方】

归芍地黄汤。

组成：当归10 g，赤芍10 g，桃仁10 g，红花10 g，泽兰叶10 g，川芎6 g。

调护：若兼有心肝气郁或痰阻，加入越鞠二陈汤之类，并结合心理疏导；若兼见脾胃虚弱，则侧重健脾，常选用参苓白术散以健脾滋阴。关于促发排卵，夏教授认为必须通过气血的显著活动，即活血化瘀的方法，以推动卵巢活动，排出卵子。当患者出现大量蛋清样白带时，夏教授即应用自拟排卵汤，方中所用均为活血化瘀的药物，组成：当归10 g，赤芍10 g，桃仁10 g，红花10 g，泽兰叶10 g，川芎6 g。或配合复方当归注射液4 ~6 mL肌内注射，或针刺三阴交、关元、中极、血海、肾俞等，推动卵子排出。

【学术思想】

1. 擅于补肾养血促进卵泡发育，活血化瘀推动卵子排出。夏教授认为受孕是一个复杂的过程，必须具备以下条件：肾中精气充盛，具备发育成熟的精卵，天癸至，癸水充盛，冲任通盛，月经应候，阴阳交媾，两精相搏，子宫摄受，温煦育麟。若卵泡不能发育成熟，或成熟后不能排出，自然影响生育。临床表现为各类月经病症，如月经后期、月经量少、崩漏、闭经等。夏教授认为其与肾阴不足、癸水不充有关，盖（精）卵不得滋养，故形成排卵障碍。夏教授治疗时重视补肾养血以奠定物质基础，从而促进卵泡发育、尽早成熟。常选用归芍地黄汤为主方，此方融合了六味地黄汤及四物汤，在经后初期应用此方，滋阴补血，奠定癸水滋长的基础；由于阴长的活动有赖于阳，到了经后中期，必须加入一定量的助阳药，如川断、菟丝子、覆盆子、肉苁蓉等；到了经后中末期，更要加入紫河车、锁阳、巴戟天等品，盖阳生阴长、互相促进之道也。

2. 补肾温阳、疏肝扶脾提高黄体功能。排卵后黄体形成不全，分泌黄体酮不足，或黄体过早退化，亦是不孕不育的主要原因，夏教授认为此系肾阳虚为主的一系列病变过程，类似于古人的"宫寒不孕"也。黄体功能不全属于内分泌系统疾病，其病因尚不明确，夏教授认为其多由先天禀赋不足、后天摄身不当（如刮宫过频、起居无常、情绪不稳等）所致，以阴虚及阳为常见，常可兼夹肝脾失调、肝郁脾虚等，因此补肾温阳、疏肝扶脾有助于提高黄体功能。夏教授在经前期应用自拟的助孕汤（以张景岳之毓麟珠为基础），组成：熟地 10 g，赤芍、白芍各 10 g，山药 10 g，茯苓 10 g，丹皮 10 g，川断 10 g，杜仲 10 g，鹿角片 10 g，五灵脂 10 g，制香附 10 g，紫河车 9 g，炒柴胡 6 g。对于肾虚脾弱者，夏教授还自拟了温肾健脾汤，组成：党参 10 g，白术 10 g，赤芍、白芍各 10 g，茯苓 10 g，山药 10 g，莲子肉 10 g，山萸肉 10 g，川断 10 g，杜仲 10 g，鹿角片 10 g，制香附 10 g，煨木香 6 g。此即张景岳所谓"阳得阴助，则生化无穷"之意。一般经过 3～6 个月经周期的调治，患者的黄体功能可明显改善。

【治疗方法】

1. 系统调周法结合疏经通络外治法。夏教授认为输卵管不通，常为湿、热、瘀交阻所致，与肝胆经和冲任脉有关，但治疗时不能一味地清热利湿、活血化瘀，还要注意扶助正气，故夏教授往往在补肾调周过程中结合清热利湿、行气活血、化瘀通络等法以恢复输卵管的功能。如经后期于补肾养血之时加入红藤、败酱草、丝瓜络等品；经间排卵期于活血化瘀促排卵之时加入薏苡仁、生山楂、山甲片等品；经前期于温肾益气之时加入柴胡、马鞭草、苏木、白花蛇舌草等品；行经期于疏肝调经之时往往加入乌药、川牛膝、六一散等品，以求扶正祛邪，畅通输卵管。此外，平时还配合中药保留灌肠法，基本方为自拟的复方红藤煎：红藤 30 g，败酱草 30 g，赤芍 20 g，黄柏 20 g，桃仁 15 g，柴胡 15 g，广木香 10 g，炙桂枝 10 g，炙乳香、炙没药各 6 g。用法：将中药浓煎至 150 mL，每晚睡前保留灌肠。以 3 个月为 1 个疗程，一般坚持治疗 3～6 个疗程可获佳效。

2. 滋阴清热、化瘀利湿法调节各类免疫抗体。临床上有一部分不孕不育系由生殖系统抗原的自身免疫或同种免疫引起。如精子、精浆、卵透明带及卵巢内产生甾体激素的细胞，均由特异性抗原刺激引起免疫反应，产生相应的抗体，阻碍精卵结合及受精而致不孕不育。西医采用类固醇免疫抑制剂法，疗效差且毒副作用多。夏教授认为，免疫性不孕不育，既与局部的湿热、血瘀有关，又与整体的阴阳气血失调有关，临床上尤以阴虚火旺夹有血瘀证多见。对于血清中抗精子抗体阳性或抗心磷脂抗体阳性者，夏教授认为多属阴虚火旺，治当凉血清热，予以自拟滋阴抑抗汤治疗，组成：生地10 g，炙鳖甲10 g，白芍10 g，山药10 g，山萸肉10 g，丹皮10 g，茯苓10 g，泽泻10 g，钩藤10 g，苎麻根10 g，蒲黄10 g，甘草6 g；若兼夹宫颈局部抗精子抗体阳性，夏教授认为系湿热所致，于上方中加入红藤、败酱草、白花蛇舌草等清利之品；对于血清中抗子宫内膜抗体阳性者，夏教授认为还存在瘀阻，故在滋阴抑抗汤基础上加入五灵脂、紫丹参、莪术等活血化瘀之品；对于血清病毒抗体阳性者，如常见的巨细胞病毒阳性、风疹病毒阳性，夏教授认为是"邪之所凑，其气必虚"，治当扶正祛邪，方中常加入党参、黄芪、龟甲、墨旱莲等益气养阴之品，疗效亦佳。

3. 调畅情志配合心理疏导促进早日受孕。夏教授认为"产育由于气血，气血由于情怀，情怀不畅则冲任受伤，冲任受伤则胎孕不受"。故对不孕患者，在药物治疗的同时，应注意情志的调治。临床上有一部分原发性不孕患者，各项检查均未发现异常，却久婚不孕，称为心因性不孕，多因盼子心切，往往思想负担重，焦虑不安；还有的患者屡更医药，意欲不达，往往悲观抑郁。门诊中常见一些初诊患者哭哭啼啼，夏教授认为这些精神因素不但直接影响排卵功能，还能导致免疫力下降，诱发子宫、输卵管炎症而引起阻塞。故夏教授重视心理疏导，通常他诊治一位初诊患者至少需要20分钟，除辨证施药外，与患者谈心，以消除其急躁抑郁心理、树立其治愈信心亦是一项重要的内容。凡舒畅情志，必然调畅气机，气行则血行，湿、痰、瘀、滞自消除。这也是夏教授治疗不孕不育的一个宝贵经验。

【治疗绝技】

夏教授运用系统调周法结合疏经通络外治法，加以滋阴清热、化瘀利湿法调节各类免疫抗体，结合调畅情志配合心理疏导促进早日受孕。

【验案赏析】

吴某，女，34岁，2002年7月初诊。患者人流术后3年，月经稀少

2 年，未避孕 2 年而未孕。月经 14 岁初潮，经期 5 天，周期 30 天，量偏少，无痛经。于 29 岁结婚，1999 年曾行人流术 1 次，术后半年逐渐出现月经 2~3 个月一潮，经量减少，直至经闭不潮，伴见烘热汗出、情绪不宁、阴道干涩、舌淡、苔薄、脉弦细。西医诊断为卵巢早衰，用乙黄人工周期疗法治疗，仍未怀孕，遂求治于夏教授。就诊时诸症依然，夏教授先拟滋肾养阴、疏肝解郁，兼以宁心。方取滋肾清心汤加减。处方：钩藤 12 g，熟地 10 g，炙鳖甲 10 g，广郁金 10 g，赤芍、白芍各 10 g，山药 10 g，山萸肉 10 g，丹皮 10 g，茯苓 10 g，川断 10 g，杜仲 10 g，五灵脂 10 g，合欢皮 9 g，炒柴胡 6 g，黄连 5 g，莲子心 3 g。常规煎服。服药 7 剂后诸症明显改善。上方去钩藤、黄连、莲子心，加入鹿角片 10 g，又服 7 剂后月经来潮，夏教授遂于经后期采取以滋阴补肾为主、兼以行气活血法。方取归芍地黄汤加减。处方：熟地 10 g，赤芍、白芍各 10 g，山药 10 g，山萸肉 10 g，丹皮 10 g，茯苓 10 g，川断 10 g，怀牛膝 10 g，柴胡 6 g，红花 6 g，广木香 6 g。常规煎服。服药至经前期，再改以益气温肾、疏肝扶脾法。方取毓麟珠加减。处方：熟地 10 g，赤芍、白芍各 10 g，山药 10 g，山萸肉 10 g，丹皮 10 g，茯苓 10 g，川断 10 g，鹿角片 10 g，菟丝子 10 g，五灵脂 10 g，太子参 10 g，煨木香 6 g，炒柴胡 6 g。常规煎服。患者依上法调治 10 月余后，尿妊娠试验阳性，于 2004 年 3 月足月顺产一健康女婴。

【按语】

夏教授对于卵巢早衰、用乙黄人工周期疗法治疗后仍未怀孕的患者，提倡滋肾养阴、疏肝解郁，兼以宁心，方取滋肾清心汤加减，取效颇佳。

【参考文献】

殷燕云. 夏桂成教授治疗不孕不育症经验撷要 [J]. 江苏中医药，2004，25（12）：7-8.

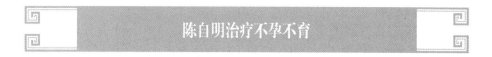

陈自明治疗不孕不育

【名医简介】

陈自明，宋代名医。

【学术思想】

不孕不育的病因病机如下。

1. 外因重视风冷邪气。在不孕的病因方面，陈氏十分重视外因，尤其重视风冷邪气。陈氏在《妇人大全良方·求嗣门》中多处论及，如"有因将摄失宜，饮食不节，乘风取冷，或劳伤过度，致令风冷之气乘其经血，结于子脏，子脏得冷，故令无子也""或行步风来，便利于悬厕之上，风从下入，便成十二痼疾"，认为护理不当、饮食不节、贪图凉爽等均可使风冷结于胞宫，胞宫失于温煦，使得气血凝滞、胞宫失养，从而导致不孕的发生。

2. 内因重视情志致病。在内因方面，陈氏十分重视情志因素，"女子嗜欲多于丈夫，感病倍于男子，加以慈恋、爱憎、嫉妒、忧患，染着坚牢，情不自抑，所以为病根深，疗之难瘥"。陈氏认为情志是导致不孕的重要因素，而且妇女在情志方面较男性更加敏感，所以病机复杂，治疗也更为困难。《黄帝内经》同样重视情志致病，认为"人或恚怒，气逆上而不下"，肝失疏泄、脾不健运、心气不得下通胞宫，可导致"女子不月"而不孕。有研究显示，不明原因的不孕患者占 20% 左右，往往可能是由心理因素导致的继发性不孕，即"心因性不孕"。在当代社会，由于生活节奏快、工作压力大等，愤怒、焦虑、忧伤、抑郁等不良情绪在不孕不育患者中十分常见，心理疏导在治疗上仍是必要的。

3. 无内外因重视婚育过早。陈氏将婚育过早归入不孕不育的病因，主张"合男女必当其年。男虽十六而精通，必三十而娶；女虽十四而天癸至，必二十而嫁"，认为男女都必须在生理上发育成熟后婚育。当男女双方气血充盛、肾精充足、阴阳完实，此时孕育方能有子，而且"坚壮强寿"，否则"阴气早泄，未完而伤，未实而动，是以交而不孕，孕而不育，育而子脆不寿"，即肾气未充、婚育过早可能导致不孕不育或流产、夭折等不良后果。现代研究也表明，首次性行为较早可导致女性心理和生理上的损伤，是不孕发生的危险因素。

4. 病机重视气血不调。陈氏认为"妇人挟疾无子，皆由劳伤血气生病"，将气血失调作为不孕的基本病机。气血是女子生理功能得以发挥的物质基础，妇女月经、妊娠、生产、哺乳都需以血为用，而且常常耗伤阴血，使机体处于血不足而气有余的状态，若调护不当、感受外邪、情志不遂或过度劳累等，均可使血气不利，内伤脏腑，从而导致疾病，包括不孕不育。

【治疗方法】

注重调理气血，次第用药、内外兼治提高疗效。注重调理气血，调经助孕。气血失调可使胞宫失养，从而导致不孕。气的病变常为气虚、气滞，故需补气、行气；血的病变常为血虚、血瘀，故需养血、活血。陈氏以补气行气、养血活血的药物配伍来调理气血，使得补而不滞、攻不伤正。另外，陈氏还提出"或月经闭涩，或崩漏带下，致阴阳之气不和，经血之行乖候，故无子也"，《黄帝内经》亦云："女子二七而天癸至，任脉通，太冲脉盛，月事以时下，故有子"，说明天癸至、任脉通、太冲脉盛是月经正常的必要条件，而"月事以时下"是受孕有子的基本前提。只有气血运行正常，胞脉得养，月经正常，才能受孕，故陈氏将调理气血、活血调经作为治疗的根本。在《妇人大全良方·求嗣门》所记载的内服方中，有 10 首是用来治疗不孕的。本文对其用药频次进行了统计，一共用药 81 种，用药频次 190 次，其中使用频次最高的 10 味药物分别为熟地（10 次）、当归（9 次）、桂心（8 次）、川牛膝（7 次）、人参（7 次）、干姜（7 次）、川芎（6 次）、细辛（6 次）、附子（5 次）、防风（5 次），其中有 6 味药与调理气血相关。而在这 10 首方剂所用到的药物中，调理气血的药物共有 32 种，使用频次达 92 次，充分体现了陈氏在治疗中对"调理气血"的重视。强调次第用药，男女同治。陈氏引用《备急千金要方》曰："妇人求子者，服药须知次第。"所谓"次第"，即男女同治，且强调服用药物的顺序。其具体治疗方案为男方服用七子散，以治疗精气衰少；女方先内服荡胞汤并外用坐导药，以祛寒湿、逐瘀血，然后接着服用紫石门冬丸温肾暖宫、理气活血、调理冲任。原文还强调"不知此者，得力鲜焉"，认为不按次第服药，疗效将难以得到保证，可见陈氏对次第服药的重视。陈氏不仅在治疗上强调男女同治，还强调夫妻双方在备孕期间检查的重要性，认为"凡欲求子，当先察夫妇有无劳伤痼害之属，依方调治，使内外平和"。如果患有疾病或身体虚弱，应当先予以相应的治疗或调理，使得"内外平和"，身体处于健康状态才能有孕。同时，提示了陈氏次第用药，应当包括夫妻双方影响受孕为治疗重点这一内涵。陈氏注重男女同治的观点和现代医学是一致的，夫妻双方同时就诊，不仅提高了诊断的准确性，减轻某一方单独治疗的心理压力，又能够增进夫妻的交流，维护夫妻关系和谐，为顺利妊娠提供有利条件。重视外治应用，内外结合。在《妇人大全良方·求嗣门》记载的 17 首方剂中，有外治方 5 首，超过总数的 1/4，可见陈氏对外治法运用的重视。其中有 4 首通过阴道给药，1首为局部熏洗。其中坐导药由皂角、吴茱萸、当归、大黄（蒸）、明矾（枯）、戎盐、川椒、五味子、细辛、干姜10味药物组成，用于治疗不孕患者服用荡胞汤后仍有寒湿、瘀血未尽。坐导药还可结合另一首外治方使用，即用苦菜煎汤，每日早晚熏洗局部。苦菜味苦性寒，有清热凉血的功效，结合坐导药使用后"必下清黄冷汁"，以方测证可知坐导药所治之证当以寒湿瘀血为主，兼有热邪。用坐导药后，继服紫石门冬丸温肾调经、理气血、调冲任。陈氏将荡胞汤、坐导药、苦菜煎汤与紫石门冬丸先后结合使用，可见其治疗手段灵活，内服与外治并行，着眼于整体治疗，重视局部治疗，以保证临床疗效。另外，陈氏援引的3首外治方组成简单，功效明确。坐导药由蛇床子、芫花组成，可祛寒除湿、杀虫、暖宫助孕；《广济方》内炙丸由麝香、皂荚、川椒组成，可祛寒除湿、活血、杀虫、暖宫助孕；吴茱萸丸由吴茱萸、川椒组成，可祛寒、杀虫、暖宫助孕。陈氏所记载的外治方用药均为温热之品，且有杀虫之效，所治疾病可能与局部感染有关。现在阴道给药治疗不孕在临床上已不多见，但丰富的外治法，如针灸、穴位注射、穴位敷贴等在临床作为辅助治疗，对提高临床疗效、改善某些指标有着积极作用。《妇人大全良方》所记载的这些外治方药，为治疗不孕时使用外治法提供了思路。擅用温药风药，喜用丸散灵活服用。首重温热，寒热并用。陈氏十分重视"冷"在不孕中的影响，故在《妇人大全良方·求嗣门》所列出的方剂中，药物多为温热之品。其中记载的17首方剂中，共用药物93味，用药频次241次，其中药性为温热的药物共47味，用药频次147次，不论是药味数还是使用频次，都超过一半。具体运用如七子散中附子、天雄、鹿茸、桂心、蛇床子等；庆云散中覆盆子、天雄、紫石英等；荡胞汤中细辛、桂心、附子等；坐导药中川椒、细辛、吴茱萸、干姜等；吴茱萸丸中吴茱萸、川椒，皆辛热之品。这些方剂均赖温热药物以祛除风冷邪气，温肾暖宫，恢复气血运行，从而愈疾。虽然这些方剂中以温热药物为主，但也并非一派纯粹温热，常常还配伍少量寒凉柔润的药物。在陈氏列出的方剂中，有3首方剂直接以寒性的药物白薇命名，并将白薇列为组成之首。其他方剂中也有所体现，如庆云散中石斛、麦门冬等；紫石门冬丸中天门冬、石斛、牡丹皮等；秦桂丸中白薇、沙参等。陈氏用药既重温热，又配伍少许寒凉药物，揣摩其意，主要有三：一是不孕不育者大多面临着较大的社会压力及心理压力，情志抑郁往往导致气机不畅、郁久化热，配伍少许寒凉之品，可以清解郁热；二是辛热温燥方药服用时间长，容易劫耗阴血，配伍寒凉柔润药物，可以防止药物温燥太过而伤阴血；三是在众多温阳药中配伍少许凉润滋阴的药物，取阴中求阳之意，可使阴阳生化无穷，使机体恢复到阴平阳秘的状态。用药独到，擅用风药。风药是具有升发、疏散特性的一类药物。在《妇人大全良方·求嗣门》记载的许多方剂中，都配伍了少量风药，颇具特色。如秦桂丸中秦艽、防风、细辛；《广济方》白薇丸中藁本、防风、川芎；《千金翼方》白薇丸中川芎、藁本、白芷、细辛；续嗣降生丹中秦艽、细辛、防风等。陈氏在治疗妇产科疾病中运用风药，往往取其祛邪、温通、滋养的特点。配伍风药意义有三：一是祛风冷邪气。陈氏认为，"乘风取冷致风冷之气乘其经血，故令无子也"，"风从下入，便成十二癥疾"，风冷邪气是导致不孕及其他众多妇科疾病的重要因素，风药能升发、能疏散，可使风冷之邪从机体内透发出来。二是风能胜湿。"妇人者常与湿居"，妇女的生理特性决定了湿邪在妇科诸多疾病中的重要影响，故加入风药可以祛除体内湿邪。另外，风药不仅可以祛湿以醒脾，还可以升清，促脾之运化，助气血生化之源，故祛邪中又有补养之意。三是风药多为辛温之品，有窜透之力，与补气养血药配伍使用，可使气机圆活，活血通络，使补而不滞，为气血运行提供动力。喜用丸散，灵活服用。陈氏《妇人大全良方·求嗣门》中每首方剂后都列有方剂的制作方法和服用方法（或使用方法），针对不同的病情，使用不同的剂型。在内服方药中，除了荡胞汤和地黄汤两首方剂之外，其余均为丸剂和散剂，尤以蜜丸为多。由于不孕不育多为虚实夹杂、病机复杂，需要长时间服药治疗，用丸散剂以图缓，益气养血，通经活络，缓散风冷湿邪。丸散剂便于携带、服用方便，有利于坚持长期服药。同时可根据服药后的反应而调整用药剂量，一般采取渐加的方法，如七子散可从一方寸匕加至二方寸匕，紫石门冬丸可从三十丸渐加至五十丸，金城太守白薇丸可从三丸加至四五丸。

【治疗绝技】

陈氏总结了历代医家在妇产科方面的学术成就，在继承其家传医术的基础上，结合自身临床经验著成《妇人大全良方》，其中对不孕不育的论述较为全面，理法方药俱备，见解独到，特色鲜明，为当代临床提供了参考，值得深入研究。

【参考文献】

甘文平，徐俊芳．陈自明治疗不孕不育学术特色探讨［J］．江苏中医药，2020，52（10）：75-77.

姜建国教授以厥阴理法辨治不孕不育

【名医简介】

姜建国，著名伤寒学家，山东省名中医，擅用厥阴理法辨治不孕不育。

【学术思想】

姜教授从整体辨治的角度分析多囊卵巢综合征导致不孕的发病特点。他认为，《伤寒论》厥阴病的病机特点可概括为"阳气升降出入紊乱于厥阴枢机之位"，提出诊断厥阴病的标准：第一，反映厥阴"两阴交尽，阴尽阳生"的气化特点；第二，反映厥阴肝脏内寄相火、功主疏泄的特点。"女子以肝为先天"，反映出女子发病多因于情志、气血。厥阴经脉抵少腹，环阴器，布胁肋，上巅顶。若肝气枢转不利，则发病症状所涉面广；厥阴脏腑受病，则肝急不舒、肝阳亢盛、肝木血枯等。临床常见"上热下寒证""肝经热瘀证""胞脉痰瘀证"等，故厥阴与女子生殖功能密切相关。

【治疗方法】

姜教授以厥阴病辨治思维为指导，根据女性生理病理特征，从"三调理论"入手，从整体上把握女性阴阳、气血、肝肾的关系。针对不孕临床症状的复杂性，主要从少阴肾、厥阴肝、胞宫之间存在的特殊关联性切入，调整阴阳消长顺接、调节女性生理节律性。这种以厥阴辨证诊治不孕的整体思维，启发了临证诊疗新思路。

【治疗绝技】

厥阴肝为生殖之枢，在促进阴阳消长顺接、维持排卵节律性、保证经水来复、促进受孕及保胎中，厥阴发挥关键作用。

【验案赏析 1】

吕某，女，32 岁，初诊日期：2015 年 4 月 27 日。主诉：婚后未避孕，6 年未能生产。现病史：婚前曾药物流产 1 次，婚后于 2010 年孕 2 个月胚胎停止发育。2013 年 3 月胚胎移植术失败。现月经周期尚规律，经期 3 天，经量少、色可，行经时少腹冷胀疼痛，平素腰痛，畏寒，纳可，不寐，二便调。诊见双侧输卵管不通。舌红苔薄黄腻，脉沉弦，左沉尺弱。中医诊断：不孕，证属宫寒肾虚；西医诊断：不孕。治以温阳散寒，补肾填精。处方：

紫石英 30 g，小茴香 10 g，肉桂 10 g，菟丝子 30 g，巴戟天 15 g，淫羊藿 30 g，仙茅 15 g，生地黄、熟地黄各 15 g，当归 12 g，炒白芍 12 g，川断 10 g，醋香附 10 g，杜仲 15 g，紫河车 10 g（冲），枸杞子 30 g，女贞子 30 g，炙甘草 3 g。14 剂，水煎服，日 1 剂。

2015 年 5 月 11 日二诊：服药后平妥，嘱原方继服。

2015 年 8 月 14 日三诊：当日行受精卵移植手术。术后当日始服孕后固胎方：菟丝子 30 g，桑寄生 15 g，川断 15 g，阿胶 10 g（烊化），生地黄 30 g，黄芩 10 g，砂仁 10 g，炙黄芪 30 g，醋香附 10 g，炒酸枣仁 30 g，炒山药 30 g，炙甘草 3 g，紫苏叶 10 g。5 剂，制成免煎颗粒冲服，日 1 剂。服药至孕 3 个月后停药。

【按语】

中医药治疗可分为术前调理、术后保胎两个阶段：术前以辨证论治为法，务使患者气血充盛、脏腑功能协调，消除可能影响受孕的不利因素；术后当以补肾固胎为主，这一阶段用药宜精简平和，用药时间一般在 3 个月内，若既往有胚胎停育史，当在前次胚胎停育发生孕周之后停药。现代医学研究发现，宫腔微循环障碍可影响受精卵着床及胚胎发育，姜教授结合《金匮要略·妇人妊娠病脉证并治》篇的论述，提出痰阻胞络者，治以桂枝茯苓丸加减；瘀阻胞络者，治以当归芍药散加减，对于胚胎停育确有良效。此例患者曾经药物流产、胚胎停育，双侧输卵管不通符合移植术指征，但初次移植术失败，西医认为原因不明。中医辨证属宫寒肾虚。用药半个月后复诊，示药已对证，守方继服。3 个月后，脉气充盈、诸症改善而行移植术。因之前有胚胎停育史，术后继用安胎方至孕 3 个月。

【验案赏析 2】

李某，男，27 岁，初诊日期：2015 年 12 月 9 日。主诉：婚后 2 年余夫妇同居未孕。女方各项化验均示正常。性生活正常。患者时感乏力头晕，偶盗汗，行房事后感腰酸，纳眠可，阴囊下坠感、疼痛，时有液体自尿道流出，舌红、苔白厚腻、根部薄黄，脉弦。前列腺液检查示前列腺炎。精液常规化验示精子数为 2000 万/mL，A 级 9.40%，B 级 20.72%，A 级＋B 级＜50.00%，60 分钟不液化。辨证属肝经湿热下注，治以五子衍宗丸合白头翁汤加减。处方：车前子 20 g（包煎），枸杞子 20 g，五味子 10 g，菟丝子 20 g，覆盆子 10 g，桑葚 20 g，连翘 10 g，生牡蛎 20 g，醋鳖甲 10 g，知母 10 g，黄柏 10 g，黄连 9 g，秦皮 10 g，白头翁 12 g，薏苡仁 30 g，生甘草

6 g。14 剂。

2015 年 12 月 24 日二诊：自觉阴囊下坠感明显减轻，尿道流出液体明显减少，头晕乏力缓解，纳眠可，大便可、日 2 次，舌苔薄黄，脉弦。上方去秦皮，加萆薢 30 g。30 剂，水煎服，日 2 次。

2016 年 1 月 25 日三诊：诸症平妥。精液常规化验示精子数 4000 万/mL，A 级 25.58%，B 级 30.72%，A 级 + B 级 = 56.30%，40 分钟内液化。上方去白头翁、黄连，加淫羊藿 30 g。30 剂。2 个月后其妻妊娠。

【按语】

姜教授在临床上治疗男性弱精症，从补肾填精、固涩精关入手，擅以五子衍宗丸为底方，下焦肝肾虚热者，加知母、黄柏、地骨皮或二至丸清泄肾火、滋肾；早泄阳痿者，加二仙汤、锁阳提高性功能等；平素情绪抑郁、思虑过多者，加四逆散或香附促进勃起和射精等；精液不液化者，加浙贝、生牡蛎、夏枯草、连翘、醋鳖甲等软坚散结、收敛固涩；阴囊潮湿者，加萆薢、黄连、黄柏、秦皮、连翘、白头翁、蒲公英、白花蛇舌草等清利下焦湿热、凉血解毒。此例患者有弱精症，伴随精液不液化、下焦湿热。可采用解毒生精法治疗，故而以五子衍宗丸补肾生精，以白头翁汤清肝胆及下焦之湿热，加连翘、醋鳖甲、生牡蛎、知母、黄柏滋阴清热散结，改善液化时间，加薏苡仁等健脾利湿。

【验案赏析 3】

范某，女，28 岁，初诊日期：2016 年 8 月 3 日。主诉：未避孕 2 年未生育。平素月经周期延长，初潮年龄 16 岁，3/（37～60）天，经量少，皮肤粗糙有痤疮，乳房发育不良。2016 年 5 月 11 日于某医院行 B 超检查，结果示双侧卵巢多囊样改变，盆腔积液，诊断为多囊卵巢综合征。曾间断服用炔雌醇环丙孕酮片治疗，效果不明显。2014 年、2015 年 7 月先后 2 次无明显诱因分别于孕 8 周自然流产。末次月经 7 月 15 日，3 日净，量少，色黑，有血块，经期小腹微冷痛。纳差，眠可，二便可。诊见面色晦暗，手足凉，舌红苔白，脉沉尺弱。辨证：肾虚痰瘀宫寒型不孕。治法：补肾填精，活血散结。处方：紫石英 30 g，鹿角霜 30 g，巴戟天 15 g，菟丝子 30 g，淫羊藿 30 g，仙茅 12 g，枸杞子 30 g，覆盆子 30 g，桑葚 30 g，桃仁 10 g，红花 10 g，熟地 30 g，当归 12 g，川芎 10 g，炒白芍 12 g，醋香附 10 g，肉桂 10 g，泽兰 30 g，紫河车 6 g（冲），炙甘草 3 g。14 剂，水煎服，日 1 剂，分 2 次空腹温服。

2016年8月24日二诊：自述服药后近1周乳房胀痛，服药期间轻度腹泻，1~3次/日。现行经期第2天，量少、色鲜红，腰痛，小腹不冷，纳差，眠差，不易入睡多梦，小便可，舌红苔黄白略厚，脉弦。处方：上方加蝉蜕10 g、防风10 g、炒山药30 g。14剂，煎服法同上。

2016年9月15日三诊：末次月经8月23日，量较前增多，5天净，无明显不适，舌脉同前。处方：①前方去防风，加五味子6 g。14剂，煎服法同上。②毓麟丹4号胶囊，6粒，每日2次，口服。

2016年10月5日四诊：末次月经9月27日，经量较前次减少，5日净，色可，无血块，行经前稍有腹痛，纳可，眠差，不易入睡，二便调，舌红苔薄白，脉尺弱。处方：前方去五味子、蝉蜕、肉桂，加制首乌12 g。14剂，煎服法同上。

2016年11月2日五诊：前一日查体示早孕，P 15.25 ng/mL，TSH 3.02 μIU/mL，β-HCG 665.60 mIU/mL，求保胎。处方：桑寄生30 g，菟丝子30 g，炙黄芪30 g，炒白术10 g，当归10 g，炒白芍10 g，阿胶10 g（烊化），川断10 g，巴戟天15 g，枸杞子30 g，炙甘草3 g，紫石英10 g。14剂，煎服法同上。

【按语】

多囊卵巢综合征是诱发排卵障碍从而导致不孕的常见原因之一，激素水平异常易导致自然流产。从中医辨证的角度来讲，姜教授认为该病的临床表现可概括为2个方面：首先，水亏而相火内炽，表现为皮肤粗糙、痤疮、溃疡、胡须增多、体毛重、性情躁怒、烦热、便秘等，这是女子体内阳气内而不外，"从阳化"之征；再者，厥阴阳气本虚，阴亦不足，加之枢机不利，上热下寒，津液不化，蕴生痰湿，瘀阻胞宫胞脉，出现乳房发育不良、月经稀发、肥胖等，病机关键在于少阴虚损、厥阴寒热枢转功能失调。本例患者手足凉，偶有小腹凉，腰冷痛，脉尺部沉弱，可辨证为宫寒不孕，姜教授擅用二紫汤（紫石英、紫河车）和鹿角霜以暖宫补精；二仙汤（淫羊藿、仙茅等）以补肾祛寒；巴戟天、菟丝子、肉桂以温补肾气；宗张景岳"善补阳者，必于阴中求阳"之法，用枸杞子、覆盆子、桑葚以补肾填精；合用桃红四物汤活血调经，瘀滞明显者可加蒲黄、五灵脂、三棱、莪术等破血逐瘀药物。三诊加用经验方毓麟丹4号，方用炮山甲（禁用）、鳖甲、血竭等药物以增强祛瘀散结之效，装胶囊更能便于服用。若药后腹泻，可加用炒山药兼补脾肾；若兼有过敏指标异常，可加用蝉蜕、防风；若诊见盆腔积液，加泽兰 30 g 以取其活血利水之效。

【参考文献】

李文英. 姜建国以厥阴理法辨治不孕不育症的经验［D］. 济南：山东中医药大学，2017.

翟秀琴主任中医师论治不孕不育

【名医简介】

翟秀琴，河北邯郸鸡泽县中医院主任医师。

【学术思想】

翟主任认为，女子不孕，主要是因肾气不足，经亏血少，胞宫虚寒；阴虚血热，肝郁气滞，脉络瘀滞，致使冲任失调、胞宫失养而致。所以翟主任提出"以调冲任为本，以化瘀通络、化痰通络为主"的学术观点，并以此指导不孕不育的研究，取得了丰硕成果。

1. 肾主生殖，肝主疏泄。肾藏精，主人体的生长发育、生殖功能及水液代谢，故为先天之本。肾所藏之精，来源于饮食水谷的后天之精和肾本身之精，这些精的生成与储藏都为肾气所主。肾包括肾精和肾气，亦即肾阴、肾阳两部分。肾气足则天癸至，天癸把肾的功能升华到"神"，在"神"的引导下，男女之精和合而产生新的生命。"精""神""形"之间具有互动互生、互根互用的关系。"肝为五脏之贼"，肝为血脏，功能储藏和调节全身的血量，五脏六腑、四肢百骸都赖血以养。妇女以血为重，行经耗血、妊娠血聚养胎、分娩出血，以致女子有余于气而不足于血。肝与冲任二脉，从经络上就有连属关系，肝为藏血之脏，冲为血海，任主胞胎，肝的功能正常，肝血充足，则血海满盈，月经能以时下。冲任二脉与女子生理功能紧密相关，肝主疏泄，可调节冲任二脉生理活动，助任脉通，太冲脉盛，月事以时下，带下分泌正常，妊娠孕育、分娩顺利。因此，所谓调理冲任，实际上就是调肝。

2. 不孕症必须夫妇双方共同诊治。翟主任的患者大多来自乡镇，不孕不育的夫妻多是女性先来诊治，男性碍于面子，不愿就诊。翟主任要求对不孕不育的夫妇必须双方进行检查，明确原因之后，对症处理，中医药结合治疗，有针对性地进行调治。

【治疗方法】

调经助孕是中医妇科学突出的学术特色。翟老师把不孕分为5个主要证型，并结合辨病进行治疗。

1. 脾肾两虚：经期正常，行经1~2天，血色淡，舌质淡。治疗上多用八珍汤去白术、茯苓，加香附、红花、覆盆子、淫羊藿，于每次月经后服6~7剂。兼痰湿较重者，多见形体肥胖，排卵不正常，甚或无排卵，周身乏力，下肢沉重，舌质淡，苔白厚腻，脉滑。治疗上多配合防己黄芪汤和苍附导痰汤加减。痰湿兼有热象者，多见于人流后、盆腔手术后附件粘连等，症见月经先期，经量多、质稠有块，带下黄稠，面红口干，低热，舌质红，舌苔黄腻，脉弦数。治疗时在基本方的基础上加用鱼腥草、败酱草、薏苡仁、金银花、蒲公英、车前子、土茯苓等。

2. 阴虚血亏：多见经期正常，经量极少、色暗褐，形体消瘦，口干，烦热或有低热，脉细虚或细数，舌质红。治疗上常用的方药为生地、白芍、地骨皮、玄参、麦冬、青蒿、枸杞子、丹参、益母草，功能滋阴益肾、养血清热。

3. 阳虚宫寒：多见小腹冰凉或冷痛，面色白，脉细缓。治疗上多用少腹逐瘀汤，或用黄芪、吴茱萸、川断、荔枝核、益母草、小茴香等药。等瘀血去之将半，改为《金匮要略》温经汤进行调理。

4. 阴虚血热：多见月经先期，甚或一月二至，色黑紫、有大血块，经期烦热，或有痛经，多年不孕，脉滑数。治疗上多用清经汤加车前子、瞿麦等。

5. 肝郁气滞：多见月经后错，胸胁胀痛，经血色淡，行经腹痛，腰腿疼痛，多年不孕。治疗上多用逍遥散加延胡索、香附。对于肝胃不和的症状，翟主任常加用陈皮、炒莱菔子、砂仁、香附以行气导滞。加减用药特点：心情郁滞者加合欢花、素馨花、玫瑰花等；无排卵者，多属于肾阳虚为主而兼肾阴不足，治以温肾为主而兼滋阴，可于经净后服促排卵汤（党参、苍术、白术、茯苓、炙甘草、菟丝子、桑寄生、炒杜仲、桃仁、红花、川芎、当归、路路通），酌加淫羊藿、补骨脂、仙茅、巴戟天之类以促其排卵；黄体不足者，可加入菟丝子、大枣、肉苁蓉之类。先兆流产属于中医"胎漏"或"胎动不安"范畴，翟主任认为胎漏多因肾气不足或脾肾虚弱，以致胎元不固，少数为素体阳盛破血所致。脾气虚弱、血热伤胎者，多见身热、尿黄便干、少腹坠胀疼痛、腰部酸痛、出血多为鲜红色、舌质红，治以健脾清热、凉血安胎，常用保阴煎加减，出血多者加龙胆草炭、苎麻根炭、茜草炭；脾肾两虚、胎元不固者，治以健脾益肾、养血安胎，方用寿胎丸加减，气虚明显者加党参、黄芪，少腹下坠者加升麻炭；阴虚血热者，多见胎动不安或小腹疼痛，有时头晕，脉细滑，治以养阴柔肝、清热安胎，方用芩连芍药甘草汤加减。

【治疗绝技】

心理疏导对不孕患者来说是最好的良药。肾在志为恐，压抑的环境、恐惧的心理会使人精神高度紧张、胞宫失养。心肝肾失调的患者往往没有正常的生活习惯，精神焦虑，自身调控能力相对较差，如果恰好是一位不孕患者，只会加重她的焦虑，形成恶性循环。有好多这样的患者在抱养孩子之后，无意间自己就怀孕了。心—肝—肾—冲任—胞宫，这几个脏腑是相互影响的，有好的怀孕基础但没有好的情绪及周围环境也是不行的。遇到这样的患者，翟主任会主动与其交谈，获得其信任之后，再对其进行心理疏导。翟主任辨病与辨证相结合，坚决否认怀孕秘方之类的传言、生男生女的迷信。法无定法，方无定方，临证当审证求因，知其脉证，随证治之。

【验案赏析】

患者，女，39 岁，于 2009 年 5 月 10 日就诊。患者婚后不孕，症见经期后延、经量少、色淡，小腹痛，白带清稀，舌质淡，舌苔白腻，脉象沉涩。在某院诊断为输卵管堵塞、不孕。中医诊断：不孕。中医辨证为脾肾阳虚、精关不固、湿浊下注。治当温补脾肾、佐以疏肝。方用二仙丹、归肾丸、完带汤、保产无忧汤加减化裁以暖宫祛湿、疏通输卵管。患者连续服药 6 个月后怀孕，9 个月后产下一子，母子平安。

【参考文献】

代璞，杨红玉，翟秀琴. 翟秀琴主任中医师论治不孕不育症学术经验介绍［J］. 中西医结合心血管病电子杂志，2018，6（5）：175，178.

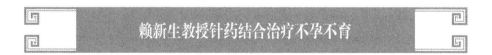

赖新生教授针药结合治疗不孕不育

【名医简介】

赖新生，广州中医药大学教授，全国第五批老中医药专家学术经验继承工作指导老师，享受国务院政府特殊津贴专家。从事中医针灸学临床、科研及教学工作近40年，学术经验非常丰富。

【经典名方】

金匮肾气方合苍附导痰丸方、二仙汤合桂枝茯苓丸方或艾附暖宫汤加减。

组成：熟地黄、山萸肉、山药、杜仲、菟丝子、牡丹皮、泽泻、香附、苍术、仙茅、淫羊藿、枸杞子、巴戟天、艾叶、半夏、桃仁、红花、桂枝、茯苓、川芎。

调护：如合并肝气郁结、瘀血停滞，则加用逍遥散、血府逐瘀汤治疗。留针施以针刺补法，并配合穴位埋线、穴位贴敷法，每获良效。针灸方面则以任督二脉经穴配合肾经、阳明经穴为主，针灸并用。针灸处方：百会、神阙（隔盐灸）、关元（温针灸）、气海、子宫、外关、足三里、三阴交、阴谷、太溪、丰隆。背部处方：脾俞、肾俞、肝俞、命门、腰阳关、次髎。以上穴位施以补法或平补平泻手法，神阙、关元多用温灸，隔日1次，每次留针30分钟，针灸期间同时服用中药，每日1剂，每多获效。

【治疗方法】

体外受精手术程序开始前中药配合针灸治疗3个月经周期，如妇女是由慢性盆腔炎导致输卵管性不孕的，治疗上应重点改善其宫腔内环境，多采用清热祛湿、活血化瘀法，口服龙胆泻肝汤合桃红四物汤加减，针刺以八髎、白环俞、天枢、带脉、关元、中极、子宫、三阴交、阴陵泉、行间为主，进针后施以平补平泻手法，加电并配合红外线照射治疗，以达到疏泄热毒、活血化瘀的功效。而针对卵子少、质量低下或精子活力差的夫妇，多主张夫妻同治以获取最佳可植入胚胎；对于女方，多用补肾健脾、养血宁神、疏肝活血法，依据不同证型、月经的不同阶段分别进行调治。补肾基础方：熟地黄、山萸肉、怀山药、当归、川芎、白芍、何首乌、枸杞子、菟丝子、茯苓。肾阳虚加覆盆子、肉苁蓉；肾阴虚加女贞子、墨旱莲（以上两证必选其一）；肝郁加郁金、合欢皮、玫瑰花；气虚加党参、太子参；气阴两虚加沙参、玉竹或黄精；寐差加炒枣仁、远志、珍珠母等。各型均配合采用针灸治疗，选穴：百会、印堂、双侧天枢、气海（月经先期者不取）、双侧关元、双侧子宫、双侧足三里、双侧三阴交，肾阳虚配腰阳关；肾阴虚配太溪；肝郁配太冲；精神焦虑、失眠配神门、四神聪。虚补实泻，每周2次（周二、周四上午，来经时停用）。可同时配合耳针治疗，取穴：肾、肝、内分泌、子宫、皮质下、交感、卵巢与神门，两侧耳穴交替使用。如此经3

个月经周期的调理治疗后，体外受精成功率可大大提高。

【治疗绝技】

金匮肾气方合苍附导痰丸方、二仙汤合桂枝茯苓丸方或艾附暖宫汤加减治疗不孕效果佳。

【验案赏析1】

王某，女，33岁，2011年8月6日初诊。主诉：试孕不效3年余。其月经周期一般都在30~50天，偶尔闭经，形体肥胖，四肢不温，舌淡胖，苔白滑，脉沉细尺弱。B超诊断为多囊卵巢综合征，但性激素六项检查未见异常。中医诊断为不孕，证属脾肾阳虚、痰湿阻络，治以健脾肾、暖胞宫、行气化痰通络为法，方以肾气丸合苍附导痰丸加减，处方：熟地黄、山萸肉、山药、杜仲、菟丝子、香附、苍术、巴戟天各15 g，熟附片、艾叶、陈皮、法半夏、当归各10 g，菟丝子30 g。针灸处方：百会、神阙（隔盐灸）、关元（温针灸）、气海、子宫、外关、足三里、三阴交、阴谷、太溪、丰隆。背部处方：脾俞、肾俞、肝俞、命门、腰阳关、次髎。以上穴位施以平补平泻手法，神阙、关元用温灸，隔日1次，每次留针30分钟，月经周期逐渐调至30天。3个月后妊娠，足月顺产一男婴。

【按语】

赖教授对于女性多囊卵巢综合征不孕，因其特殊的病理表现，多辨为脾肾阳虚、痰湿阻络型，治以健脾肾、暖胞宫、行气化痰通络为法，方以肾气丸合苍附导痰丸加减，取效颇佳。

【验案赏析2】

刘某，女，35岁，2012年6月2日初诊。主诉：结婚8年未孕。外院腹腔镜检查示双侧输卵管宫角部阻塞，先后于2011年5月及2012年2月在广州某医院行试管婴儿治疗，均失败，遂来诊并要求中医调治后行第3次试管婴儿治疗。症见形体偏瘦，月经先期，21~24天一行，量少，3天净，白带稍多、色黄，五心烦热，失眠多梦，舌红苔薄黄，脉细数。中医辨证为肾阴虚夹湿热，治法：清热祛湿、滋养脾肾，处方：茵陈、柴胡、黄柏、枳壳、徐长卿、茯苓、白术、女贞子、墨旱莲、山萸肉、怀山药、枸杞子、当归、生地黄、炒枣仁。日1剂。配合针灸，处方：百会、印堂、双侧天枢、双侧关元、双侧子宫、双侧足三里、双侧三阴交、双侧太溪、神门、四神聪。每周2次，1个月经周期后，患者睡眠改善，此次月经周期为25天，白带转清、无明显颜色，唯经前仍有少许五心烦热，续以原方去茵陈、黄柏，加用何首乌、菟丝子、黄精，针灸如前，继续坚持，至第 3 个月来诊患者月经 28 天来潮，睡眠明显改善，无五心烦热，胃纳、二便均正常，舌淡红苔薄，脉略弦。嘱继服上药，可隔日 1 次，针灸如前，继续坚持治疗。并嘱其近日可放下工作，安排下月行试管婴儿治疗。2012 年 11 月 12 日其丈夫来告此次终于成功受孕，B 超检查示双胎已 7 周。至 2013 年 7 月底电话随访患者已足月顺产一男一女，体重均达 5 斤以上。

【按语】

赖教授对于先天性子宫畸形等引起的不孕，推荐中西医结合治疗，以求取得更好的疗效，发挥西医手术及中医补肾安胎、提高优生优育率的优势。

【参考文献】

李月梅. 赖新生教授针药结合治疗男女不孕不育经验介绍 [J]. 光明中医，2015，30（4）：698 – 700.

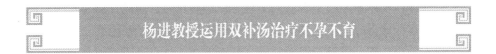

杨进教授运用双补汤治疗不孕不育

【名医简介】

杨进，江苏省名中医。从事中医温病学及中医内科学研究工作 50 余载，病机辨证准确，治病用药轻盈灵活，组方配伍平和而不杂。

【经典名方】

双补汤（出自《温病条辨·下焦》）。

组成：人参、山药、茯苓、莲子、芡实、补骨脂、肉苁蓉、山萸肉、五味子、巴戟天、菟丝子、覆盆子。

原文：双补汤方出自吴鞠通《温病条辨·下焦》第 64 条："老年久痢，脾阳受伤，食滑便溏，肾阳亦衰，双补汤主之"，这是吴鞠通治疗痢疾的一个方子。然本病的用药指导思路则是源自叶天士《临证指南医案·痢》第五十九蒋氏医案："久痢，用辛甘温而效，是脾阳久伤，治由东垣法极是。述食血腥，滑必便溏，四肢忽有肉疹。营卫内应脾胃，气血未得充复。五旬外，下亦怯。用脾肾两补：人参、山药、茯苓、湖莲、芡实、补骨脂、苁蓉、萸肉、五味、巴戟、菟丝、覆盆。"叶天士认为该患者的年龄已五旬以上，且久痢不愈，认为病情阶段当是脾肾两虚，故予以脾肾双补方药。吴鞠通擅于总结并归纳叶氏经验，将其所用药物完整收录在《温病条辨》中，并正式定名为双补汤。吴氏分析："人参、山药、茯苓、莲子、芡实，甘温而淡者，补脾渗湿，再莲子、芡实水中之谷，补土而不克水者也；以补骨脂、肉苁蓉、巴戟天、菟丝子、覆盆子、山萸肉、五味子，酸甘微辛者，升补肾脏阴中之阳，而兼能益精气安五脏者也。"男性不育属于中医学"精冷""无子""艰嗣""虚劳"等范畴。临床不孕不育患者虽然有男女之殊，但男性不外乎精寒、精薄、气馁、痰盛、精涩、无精、相火旺等；女性不外乎宫寒、气血不足、肝气郁结、冲任督带失调、脾胃虚寒等。病证虽变化不一，然脾与肾则是人体先后天之根本。固护先天元气，培补后天精气对临床辨治不孕不育大有裨益。正如陈士铎认为："男女皆一，知不一而一者，大约健其脾胃为主，脾胃健而肾亦健矣，何必分男女哉。"经曰："知其要者，一言而终，不知其要，流散无穷，此之谓也。"

【学术思想】

杨教授认为不孕不育患者，因禀赋各异，病非一日而成，故药非一剂而愈，临床辨治应谨守病机、整体论治，不可心浮气躁、随性换方，更不可大温大燥、一概壮阳。双补汤温而不燥、补而不腻，具有滋阴补阳、助阳生阴之功，能顾先天、培后天，平补而药效显著，经临床反复验证，确系治疗男性不育、女性不孕的良方。

【治疗方法】

1. 双补汤运用释义。①谨守病机。杨教授根据多年临床应用双补汤治愈不孕不育的经验，在确立患者证属以脾肾阳虚为主后，即从先后天之本论治，补脾益肾。若用于男性弱精症导致的不育，脾肾双补可使脾阳充足、气血生化有源，肾阳充足可促进男性精子的发育，最终提高精子的质量；若用于女性因脾肾两虚而月经失调、滑胎、胎萎不长所致的不孕，效果同等显著。因此，双补汤可称为治疗不孕不育的良方。在门诊中，杨教授常常告诫学生，临床治疗不孕不育运用双补汤时，应找准适用要点，随症加减必求稳妥，切准病机。乾施地造，男女媾精，禀赋各异，患者宜移情易性、强健体魄，顺而施之，再辅助以药，便可事半功倍。②双补汤适用要点：若女性出现婚久不孕，月经延期；或经闭不行，经色暗淡，小腹冷痛，带下量多，清稀如水；或腰膝酸软，夜尿多；或纳少便溏，形寒畏冷，手足不温，舌质淡胖，边有齿痕，苔白，脉沉迟或弱等脾肾虚弱的表现。在男性，则症见性欲减退，阳痿遗精，精液清冷，精子数量少、成活率低、有畸形、活动力弱，神疲乏力，腰膝酸软，四肢偏凉，小便清长，尿频数，夜间多尿；或完谷不化，大便溏，舌质淡，苔白，脉沉弱等。症符合以脾肾阳虚为主；或有侧重于脾阳虚；或有侧重于肾阳虚等不同者，双补汤皆可适用。

2. 双补汤辨证化裁。①整体论治。由于临床病证复杂，患者病情不一，因此应灵活掌握运用双补汤辨证化裁原则，兼顾五脏为整体，辨证施治。如治疗男性不育或女性不孕之脾肾阳虚重者可加淫羊藿、鹿角霜等温而不燥之品；命门虚衰者酌用附子、肉桂等；肾精不足者亦可选用熟地黄、枸杞子、女贞子益精填髓以阴中求阳；腰酸痛明显者加沙苑子、杜仲、川断、锁阳以阳中求阴；兼气血不足者加炒白术、炙黄芪、当归等补气养血，使气血生化有源，必要时选用阿胶、鹿角胶、紫河车等血肉有情之品；兼气滞者，加紫苏梗、砂仁、木香、白豆蔻以理气行滞；若肝气不舒、情志郁结，加炒柴胡、炒白芍以理气解郁；兼血热者，加黄芩、生地黄合二至丸；兼血瘀者，加牡丹皮、红花等；小便频数者，加乌药、益智仁、升麻以培补下元、益气升提、温肾固摄；大便稀溏者可根据临床辨证需要选用石榴皮收涩、大腹皮行气宽中，等等。②调经种子。杨教授根据女性月经周期的阴阳消长变化规律，临床运用双补汤并随证加减变化，或在原方用药剂量上有所调整。经前期是阳长之时，相当一部分患者表现出心肝火旺之证候，运用双补汤补肾助阳的同时兼以凉肝清热，佐牡丹皮、生栀子、黄芩等。行经期是重阳转阴之时，排泄经血有利于阳转于阴，根据月经量的多少，方药剂量加减轻重不同；伴宫寒者加艾叶、炮姜等。在经后期，治以滋阴养血、脾肾双补，原方加炒白芍、熟地黄、当归、杜仲、川断，以阳中求阴，促进阴长。经间期排卵之时，是重阴转阳时期，应注重补肾调血，促进卵泡发育成熟，对于平素气血亏虚严重的患者，血肉有情之品即随症加入。因经间期正合"的候""氤氲真机"，若此时男精壮、女经调，即有子之道也。

【学术思想】

杨教授指出中医认为肾为先天之本、藏精、主生殖，肾阳不足，温煦失司，可导致脾阳不足；脾为后天之本，气血生化乏源，脾阳不足，亦可导致肾阳亏虚，造成男性不育，影响精子的质量。正如《素问·六节藏象论》中所说"肾者主蛰，封藏之本，精之处也"，这说明肾藏精功能正常，肾有所藏，则能促使精液进一步发育成熟。因此，正是基于以上理论指导，杨教授常常说双补汤药物组成，不在于立方新奇、大温大寒、孟浪推陈，而是立足于患者根本，治之以缓，对于慢性、久治不愈之虚损，平补脾肾，补益精气，守元顾本。山药、茯苓、山萸肉补脾而不腻，滋肾精以阴中求阳；补骨脂、肉苁蓉、巴戟天、菟丝子、覆盆子补肾阳而不耗阴，且能阳中求阴；五味子、莲子、芡实酸甘收涩、护阴固精、宁心安神。临床运用于脾肾两虚患者，久服自当病瘥，效验非凡。

【治疗绝技】

临床治疗内科病症，《温病条辨》中许多方剂只要在中医理论指导下，辨证准确，掌握好适用要点，临证遣用，治病往往多验。临床不孕不育病症虽变化多端，但只要抓住病机，随症加减，即可收获良效。近年来造成男性不育的病因中，弱精子症发病率较高，现代医学对此缺乏可靠的治疗手段，而临床以双补汤加减治疗该病，显现出独特的优势。有实验以小鼠腹腔注射环磷酰胺制备弱精子症模型，研究双补汤对弱精子症的作用。实验显示双补汤可能成为临床治疗弱精子症所致不育患者的潜在药物，这为临床治疗弱精子症患者提供了思路导引和理论依据。此外，在导致不孕不育的病因中，除了工作紧张、体质下降因素外，还与情志不畅、劳神忧思等密切相关。因此，临床辨治本病，当谨守病机，稳中求进，既要消除患者负面情绪、移情易性，还要开导患者，使患者保持乐观从容的积极心态。

【验案赏析1】

患者，女，33岁，2015年3月2日初诊。主诉：婚后2年未孕。多年来畏风恶寒，易倦怠，夜眠差，手足不温。现症见经行量少，1天即净，有血块，色暗，周期尚可，经行乳房胀痛，饮食可，二便调，舌苔白，舌体胖大、边有齿痕，脉沉细。中医诊断：不孕。证型：脾肾阳虚兼有肝郁。治法：温补脾肾，佐以疏肝。处方：熟地黄15 g，当归10 g，补骨脂10 g，巴戟天9 g，沙苑子10 g，炒山药12 g，淫羊藿10 g，肉苁蓉10 g，肉桂2 g，制香附10 g，茯苓12 g，炒白术10 g，炙甘草3 g。14剂，水煎服，每日1剂，早晚分服。

2015年3月13日二诊：月经已净，经期乳房胀痛减轻，舌脉如前，嘱咐其服药期间注意自我调节、舒畅情志。前法续进：熟地黄15 g，山茱萸8 g，巴戟天9 g，茯苓12 g，沙苑子10 g，菟丝子15 g，补骨脂9 g，肉桂2 g，枸杞子15 g，制香附10 g，淫羊藿10 g，肉苁蓉10 g，覆盆子10 g，炙甘草3 g。服法同前。

2015年4月15日三诊：畏风、恶寒症状好转，手足温可，夜梦减少，诸症减轻。大便稍干，上方去肉桂续服。

2015 年 5 月 30 日四诊：自诉月经逾期不至，血液人绒毛膜促性腺激素检查显示已怀孕。续服保胎方：党参 10 g，炙黄芪 15 g，炒白术 10 g，熟地黄 12 g，山茱萸 8 g，巴戟天 9 g，茯苓 12 g，炒山药 12 g，川断 10 g，砂仁（后下）5 g，阿胶（烊化）10 g，木香 4 g。服法同前。该患者身材瘦弱，自述平素易感冒，手足常年不温，尤以冬月更为明显。

【按语】

杨教授认为患者先天禀赋稍差，加之后天脾胃虚弱、气血亏虚、肝肾不足，故畏风恶寒、易倦怠、月经稀少等；脾肾阳虚，不能温养四肢，故手足不温。治疗当以补益气血、健后天、固先天为主，并嘱患者移情易性，调畅情志，少食生冷之品。

【验案赏析2】

患者，男，30 岁，2014 年 9 月 4 日初诊。主诉：结婚 4 年不育。在当地医院治疗 1 年无效，经朋友介绍来诊。检查示精子密度正常，睾丸 B 超、内分泌激素及前列腺液检查均正常。患者平素腰常酸痛，四肢不温，大便稀薄，早泄，食欲较差，怕冷，小便清澈，舌淡胖、边有齿痕，苔薄白，脉沉细而弱。中医诊断：不育。证型：脾肾阳虚。治法：温补脾肾。处方：党参 15 g，炒山药 15 g，茯苓 12 g，炒白术 10 g，芡实 10 g，补骨脂 10 g，肉苁蓉 10 g，山茱萸 10 g，巴戟天 10 g，菟丝子 12 g，覆盆子 12 g，附子 10 g，炙黄芪 12 g，炙甘草 3 g。14 剂，水煎服，每日 1 剂，早晚分服。

2014 年 9 月 20 日二诊：腰酸痛减轻，手足已温，大便正常，食欲佳，自觉神清气爽，倦怠感消失。上方去芡实、附子续服 3 个月，并嘱咐服药期间可以试着怀孕。

2014 年 11 月 20 日三诊：在当地医院经人绒毛膜促性腺激素检查后被告知其妻子已怀孕。来诊续服，复查示精子活动率为 60.52%。

【按语】

该患者辗转服药，以大温大燥之品较多，虽时有好转，但由于虚不受补，往往出现口疮、口干，甚至鼻中常感有火气表现，杨教授处方以平补脾肾为主，稍佐温养，治之图稳，须知欲速则不达。嘱患者服药期间节欲保精，加强体育锻炼，增强体魄。

【参考文献】

郭士杰. 杨进运用双补汤治疗不孕不育经验撷萃 ［J］. 环球中医药，2016，9（7）：831－833.

李丽芸教授治疗不孕不育

【名医简介】

李丽芸，广州中医药大学教授，广东省名中医，全国第二、第三、第五批老中医药专家学术经验继承工作指导老师，从医 50 余载，在治疗妇科疑难病，尤其是不孕方面积累了丰富的经验，是岭南罗氏妇科的代表性医家之一。其立足于临床，师承岭南名医罗元恺教授，得罗教授亲传，遣方用药重视阴阳相配，注重补益脾肾、调理气血。

【学术思想】

1. 种子先调经。古云："妇女经调，有子之道也。"《丹溪心法》云："经水不调，不能成胎。"《妇人秘科》指出："女人无子，多以经候不调。"临床上伴随不孕的常见症状：月经失调，经期或先或后，或先后不定期，或经间期出血，经量过多或过少，或崩漏，或闭经，或经期延长，经色淡红或瘀暗，经质稀薄或瘀稠瘀块。导致月经失调不孕的常见疾病有功能失调性子宫出血、多囊卵巢综合征、卵巢发育不全、卵巢早衰、卵巢不敏感综合征、垂体微腺瘤、高催乳素血症、席汉病、幼稚子宫、人流术后宫腔粘连、子宫黏膜下肌瘤、子宫内膜息肉、子宫内膜结核、盆腔炎、输卵管结核、子宫腺肌症、子宫内膜异位症、甲状腺功能亢进或减退、肾上腺皮质功能亢进或减退、糖尿病、精神创伤、严重营养不良、重度贫血、染色体病、免疫异常等。常见的主要证型有肾虚（包括肾阳虚、肾阴虚）、气血虚弱、肝气郁结、血瘀（可分为气滞血瘀、寒凝血瘀、瘀热互结、湿瘀互结、气虚血瘀等）、湿热蕴结、痰湿、血热（有阳盛血热、阴虚血热之别）、气阴两虚、心脾两虚等。李教授认为，调经种子之法，重在调理肾、肝、脾，以补肾气、益精血、养冲任、固督带、理气血、调月经为总法则。①调经重在补肾气、养肾精；②调经应养肝阴、疏肝气；③调经应健脾和胃；④调经应调理冲任督带；⑤调经当需理气血；⑥调经分清标、本；⑦调经需审虚实。

2. 助孕必治带。生理性白带是属于人体的一种阴液，其性状为白色略稠、无臭气。在经间期白带量增多，呈清亮透明如鸡蛋清状。正常白带有濡养、自净、润滑阴道、抗御病邪等作用，正如王孟英所述"带下乃女子生而即有，津津常润，本非病也"。由于妇人有月经、泌带、妊娠、产育、哺乳等生理特点，从而会有产伤、崩中、漏下、带浊的病理损害。对异常的带浊，应首先明确发病部位，辨别病邪，审清寒热虚实。"夫带下俱是湿证"（傅青主语），妇科疾病由湿邪导致的途径：外湿主要从泌尿生殖道侵入，直犯胞宫、胞络；内湿是由于脏腑功能失常，尤其是肾、肝、脾的功能失常，导致水液代谢的病理产物——水湿停聚，甚者湿聚成痰而不孕。无论外湿或内湿，均可导致不孕。内湿既是病因，又是水液代谢的病理产物，两者可互为因果、互相影响。在辨证时根据证候分为湿浊、湿热、湿毒、寒湿、痰湿、湿瘀等不同的证型，其中湿毒、痰湿、湿瘀致不孕最为常见。在治疗上应化湿除浊，扶正祛邪。根据带浊的性质，选用清利或温化或泻实或补虚法，通过化、利、渗及升阳温通等，达到祛湿除浊、调补脏腑、调理冲任、健固督带而能种子的目的。

3. 怡情才易孕。女子七情致病有"易郁性"，情志致病首先是扰乱气机，导致气机不畅，所以肝气郁结是情志致病中较多见的类型。《女科要旨·种子》谓："妇人无子，皆由内有七情之伤，外有六淫之感。"女子以血为本、为用。肝主藏血，主疏泄，喜条达，恶抑郁。脏腑所化生之气血，除营养周身外，则储藏于肝，其有余部分，在女子则下注血海为月经。肝藏血与疏泄功能相互协调，肝气条达则血脉流畅，经候正常；肝气郁结则血脉失畅，月经失调则影响孕育；若情志不畅，肝气郁结，疏泄失常，气血不和，冲任不能相资，可致不孕。肝体阴而用阳，肝气郁结、肝失条达而不孕者常有之。临床多表现为肝实、肝虚证候，肝实者常具有肝气郁结、肝气横逆、肝火上炎、肝经湿热、肝血瘀滞征象；肝虚者则表现为肝血虚、肝阴虚之象。除此之外，还具有以下特征：①生殖系统有或无器质性改变，但以无器质性改变居多；②影响排卵、输卵管蠕动和黄体功能；③气病易及血，气滞不行，瘀血形成，成为影响受孕的新病理产物；④影响机体免疫功能，继发生殖系统炎症和免疫性不孕。

4. 配偶要精壮。肾元虚衰是男子不育的基本病机。汉代张仲景将男子不育归属于虚劳范畴，《金匮要略·血痹虚劳病脉证并治》云："男子脉浮弱而涩，为无子，精气清冷"，认为男子精气虚亏而精冷不温是不育的主要病因。肾为先天之本，主骨生髓，主生长发育、生殖，主天癸与生殖之精。肾阴不足，肾精亏虚，从而导致精液质量发生改变，出现精液量少、质地清稀，精子数量不足。阴虚不能藏阳，相火偏旺，精关不固，可致遗精、溲热。精液受热煎熬而成精稠，导致精液黏稠而发生液化不良。肾气不足，气血两亏，可出现阳痿、遗精、精子活力下降、精子数量减少及形态学改变等病变，从而导致男性不育的发生。现代医学认为在不育中，以前列腺炎、精索静脉曲张、性功能障碍（阳痿、早泄等）、免疫性不育最常见，其可造成无精症、死精症、少精症、畸精症、脓精症、精子活力低下、液化时间长或不液化、精子穿透能力弱等。不良的生活习惯，如吸烟、酗酒、吸毒、过度劳累、精神紧张等均会影响生殖功能。治疗男性不育，应根据具体情况，辨病与辨证结合，或补肾壮阳，或滋肾填精，或健脾益气，或清肝泄热，或化瘀去浊等，生活上要养成良好的生活习惯，房事要适度，注意卫生，锻炼身体，不吸烟，不酗酒，戒毒，保持心情舒畅，减轻精神压力，以达到身健精壮的目的。

5. 氤氲时交合。《女科经纶》引袁了凡之言曰："凡妇人一月经行一度，必有一日氤氲之候……此的候也……顺而施之，则成胎矣。"《妇科玉尺》更明确指出氤氲之候"一月止有一日，一日止有一时"，可见前人已经意识到妇人有排卵的日期。"的候"指排卵期，又称真机期，会有黏性白带增多，或伴有下腹部微胀，有求偶的感觉。若在此时交合，则妊娠的机会大。要掌握好排卵期，最常使用的方法是测基础体温，医者可在此时检查患者的子宫颈黏液量，若拉丝长 8 cm 以上，宫颈口为瞳孔状，阴道黏液涂片干燥后在显微镜下可见到典型的羊齿植物状结晶，也可用晨尿检测黄体生成素的峰值，或用阴道B超检测卵泡的发育程度，当卵泡增大至 18 mm 时，表明卵泡正接近成熟、接近排卵，适时交合可增加受孕的机会。

6. 要重视炼形。《傅青主女科·种子》指出："妇人有身体肥胖，痰涎甚多，不能受孕者……乃脾土之内病也……不知湿盛者多肥胖，肥胖者多气虚……且肥胖之妇，内肉必满，遮隔子宫，不能受精。"肥胖体型者的体质特点为"惟多痰多湿"，这一观点揭示了"肥人多痰"的体质内涵。痰湿是津液运化过程中所产生的病理产物，其停留的部位变动不拘，且停留日久易阻塞难化，从而导致气机运行不畅。因此，临床对不孕妇人检查时发现，肥胖妇女常有输卵管不通，此乃痰湿留伏于胞宫所致。张景岳认为"痰即人之津液……但化得其正，则形体强、营卫充，而痰涎本皆血气；若化失其正，则脏腑病、津液败，而血气即成痰涎"，水谷精微不化气血，聚成痰湿而下渗，从而出现"血走脾家"之象。痰湿不孕与现代所指之多囊卵巢综合征、胰岛素抵抗、高胰岛素血症、甲状腺功能低下导致的排卵性障碍不孕相类似。现代人的生活节奏加快，再加上饮食不节，极易损伤脾胃，使脾胃不能运化水湿，致使湿痰内生，阻滞胞脉而不孕。肥胖并非正常丰腴之态，而是痰湿充盛所致，临床上常以体质指数来评估。体质指数（BMI）＝体重（kg）/身高的平方（m）^{2}，BMI 值女性低于 19 为过轻，19～24 为适重，24～29 为过重，29～34 为肥胖，高于 34 则为非常肥胖。据调查，在体质指数大于 25 的妇女中，不能排卵造成的不孕患者数量比普通妇女多 1 倍。调摄饮食与锻炼是控制体重的最佳措施。那么，既然肥胖有诸多弊端，是不是正如现代年轻女性所追求的越瘦越好呢？"没有最瘦，只有更瘦"，就像贫瘠的土地长不出好庄稼一样，现代的女孩怀孕生子却也成了体力活。人体的阴阳气血，有赖饮食调养。水谷精微，靠脾胃的运化，化生气血津液，并输送到全身而发挥其营养作用。张景岳云："精血即形也，形即精血也。"养精血即养形体，精血来源于水谷，故《黄帝内经》明确指出："人以水谷为本""五谷为养，五果为助，五畜为益，五菜为充。气味合而服之，以补精益气"。若一味追求骨感，而忽略身体对营养的需求，那么人体的阴阳气血势必得不到充养。同时现代人的许多不良生活习惯，已经逐渐显示出对人体的巨大危害，如偏食、挑食，从小不注意饮食，使脾胃差，化源不足，导致气血、精血不足；精血不足，则血海枯竭，同样影响女性的月经及生育。故要想形体健、肾气沛、经调子育，必须做到"饮食有节"，重视炼形。

7. 饮食需宜忌。中医学认为药食同源，合理适当的膳食对不同人体的素质有一定的改善，对不同原因的不孕也有一定的帮助。在接诊的同时，患者常咨询有关的食疗，医者有责任告之食物的宜忌。如肾阳虚所致的虚寒、宫冷不孕者，可服用温补之品，如附子煲狗肉、当归羊肉汤、鹿茸炖公鸡、核桃煲猪腰、鸡子糯米酒、北芪牛肉汤等，均可起到温肾壮阳暖宫的效果。忌食寒凉、生冷之品，如冷饮、香蕉、雪梨、凉粉等。肾阴虚所致的肾精不足、冲任亏虚之不孕者，可服用花胶瘦肉汤、虫草炖水鸭、燕窝鸡丝羹等，忌服温补燥热之品。气血虚之不孕者，可服用当归大枣鸡蛋茶、竹丝鸡糯米粥、熟地杞子瘦肉汤（放入少许陈皮或春砂仁）、排骨圆肉汤、莲藕红豆鲫鱼汤等。脾虚夹湿之不孕者，可服用莲子鸡蛋茶、山药鲫鱼汤（放入陈皮少许）、芡实薏苡仁羹、莲子糯米大枣粥、茯苓北芪瘦肉汤等，少食或忌食甘肥炙煿，寒凉、生冷之品。肝郁之不孕者，可服用百合鸡蛋茶、麦肉大枣糯米粥、鲜奶炖鸡蛋、黄花菜鲫鱼汤等，少食温补、辛辣、煎炸之品。癥瘕之不孕者，可服用乌龟煲土茯苓汤、鳖甲炖山药汤、田七花旗参茶、蝎子瘦肉汤、昆布海藻瘦肉汤（伴有甲亢者不宜）、海带绿豆汤等。对于营养不良、贫血、各种维生素缺乏所导致的不孕，应用药物治疗的同时，更应注意膳食的搭配。现在有些女性，追求纤瘦的身材，盲目减肥，个别患者患上了精神性厌食症、重度营养不良及严重贫血等，对健康危害很大，直接影响卵巢及子宫的发育，造成严重的后果。这类患者不能单纯依靠药物，要针对总体情况，合理膳食，补充营养，并应适当锻炼身体，增进食欲。

8. 育儿求端庄。早在马王堆汉墓出土的《胎产方》中就记载了"一月名曰留（流）刑，食饮必精，酸羹必熟，毋食辛星（腥）……二月始膏，毋食辛臊，居处必静，男子勿劳，百节皆病"云云，认为孕妇随着妊娠月份增长，在饮食、环境、情绪、性生活方面有诸多宜忌，是胎教的早期记载。

【治疗方法】

孕期的身心调护直接影响是否能够孕育出健康的下一代。孕育一代端正、健康的孩子，应做好：慎药饵，注意药物对胎儿的影响，调饮食、慎起居、重胎教、慎房事、防缺陷。治疗不孕首先调治带下，根据带浊的性质各不同，治法亦各异，包括化湿除浊法、清利化湿法、化湿解毒法、化湿祛寒法、升阳除湿法、温阳化湿法、化湿豁痰法、化湿逐瘀法等。除口服药物外，应结合选用多途径、多方法综合治疗。常用的综合治疗方法有药物保留灌肠，下腹部外敷药，子宫腔、输卵管入药，中药制剂静脉滴注或肌内注射、穴位注射等，对外阴、阴道、宫颈疾病的熏洗、坐盆、纳药、宫颈上药等，配合穴位挑治、埋线、针刺、艾灸、耳针、梅花针等。

【治疗绝技】

不孕的治疗只有从夫妻双方、生活环境、饮食习惯等多方面调理，才能精壮促孕，优生优育率才能提高。

【参考文献】

郑晨思，温丹婷，梁国荣，等. 李丽芸教授治疗不孕不育的经验［J］.时珍国医国药，2015，26（5）：1228 - 1229.

梁剑波教授治疗不孕不育

【名医简介】

梁剑波，全国名老中医。

【经典名方】

1. 加味归脾汤

组成：白术、人参、黄芪、当归、甘草、茯苓、远志、酸枣仁、木香、龙眼肉、生姜、大枣、桑寄生、杜仲、柴胡、紫石英。用量因人而异。

加味归脾汤主治心脾气血两虚证：心悸怔忡，健忘，失眠，盗汗，面色萎黄，体倦食少，舌淡，苔薄白，脉细弱；脾不统血证：便血，妇女崩漏，皮下紫癜，月经超前，量多色淡，或淋漓不止，舌淡，脉细弱。

调护：本病多为思虑过度、劳伤心脾、气血亏虚所致，治疗以益气补血、健脾养心为主。心藏神而主血，脾主思而统血，思虑过度，心脾气血暗耗，脾气亏虚则体倦、食少；心血不足则见惊悸、健忘、怔忡、不寐、盗汗；面色萎黄、舌质淡、苔薄白、脉细缓均属气血不足之象。方中人参、黄芪、白术、甘草甘温补脾益气以生血，使气旺而血生；当归、龙眼肉甘温补血养心；茯苓（多用茯神）、酸枣仁、远志宁心安神；木香辛香而散，理气醒脾，与大量益气健脾药配伍，复中焦运化之功，又能防大量益气补血药滋腻碍胃，使补而不滞、滋而不腻；生姜、大枣调和脾胃，以资化源；桑寄生、杜仲、柴胡、紫石英合用可温宫、补肾阳、调理月经。配伍特点：一是心脾同治，重点在脾，使脾旺则气血生化有源，方名归脾，意在于此；二是气血并补，但重在补气，意即气为血之帅，气旺血自生，血足则心有所养；三是补气养血药中佐以木香理气醒脾，补而不滞；四是补脾不忘补肾，可做到脾肾双补，相互呼应，事半功倍。此方是梁教授调经治不孕不育的头号方，突出了拟方者主次分明、标本结合的治疗主张。

2. 女孕1方、女孕2方

组成：由于此2方已被肇庆市中医院收录并取得专利研究成果，故不便公开。

3. 加味六君子汤

组成：此方为六君子汤加上楮实子、金樱子、车前子、五味子、菟丝子各15 g，具有以补肾调脾、以脾土藏肾水的功效。

4. 安妊十补汤

组成：熟地、黄芪、党参、白术各15 g，当归、白芍、茯苓、防风、阿胶各10 g，炙甘草、川芎各5 g，生姜3片，大枣3枚。清水煎服。

原文：《景岳全书》"无虚不能作眩"。症见妊娠期间，头目经常眩晕，面色萎黄而无光泽，心悸不寐，舌淡嫩，脉细弱。

调护：此乃梁教授自拟的气血双补方，可治疗妊娠中、晚期出现的头晕目眩、视物不清，使之顷刻恢复。这些症状为常见的气血两虚子晕，系孕妇平素气血虚弱，气虚则清阳不升，血虚则脑失所养。

5. 加味毓麟汤

组成：人参6 g，巴戟、覆盆子、白术、怀山药、菟丝子、桑寄生各10 g。清水煎服。

原文：症见妊娠四五个月后，腹形小于正常妊娠月份，形寒怕冷，腰腹冷痛，舌淡苔白，脉沉迟。功效：健脾温肾，滋养胎元。梁老有《菩萨蛮》词以赞之："气虚血弱胎难长，黄芪散服能培养。芪术牡甘冬，地芩五味同。脾虚兼肾弱，温土毓麟着。覆戟参术怀，菟丝桑寄谐。"

6. 两地汤

组成：生地、玄参、白芍、墨旱莲各15 g，麦冬、阿胶、地骨皮、女贞子各10 g，山萸肉、丹皮、泽泻各6 g。水煎服。

调护：如证见湿热，可加黄柏10 g、栀子5 g同煎。以10剂为1个疗程，可连服2个周期。上方滋阴养血，既不抑制排卵，又可控制出血，颇见效验。梁教授有《鹧鸪天》词一阕以赞之："经间期中有血滋，氤氲排卵受精期。量多时久经常性，两地汤加味最宜。泽地芍，牡丹皮，麦胶萸肉旱莲施，女贞地骨玄员合，湿热应加黄柏栀。"

7. 益气固冲汤

组成：黄芪、党参、白术、山萸肉、白芍各12 g，升麻、柴胡、棕榈炭、茜根炭、地榆炭、侧柏炭各6 g，益母草、海螵蛸各15 g。清水煎服。

原文：因气虚而经期延长，为素体脾弱，或劳倦过度。症见行经时间延长，绵绵不止，量少色淡或有水迹，面色㿠白，气短懒言，舌淡苔薄，脉濡细。治宜益气固冲，升阳摄血。

8. 清热固经汤

组成：生地、藕节、牡蛎、龟板、益母草各15 g，焦栀子、黄芩、地榆炭、棕榈炭、荆芥炭、阿胶、麦冬各10 g。清水煎服。

原文：每天2剂，以血止为度。血热型崩漏：系由于素体阴盛，或好食辛辣之品，感受热邪，或情绪过激，怒气伤肝，肝火内炽，热扰冲任。症见阴道突然大出血或出血淋漓，色深红，日久不净，头晕面赤，口干咽燥，烦躁不寐，舌质红，脉洪数。治宜清热凉血，固漏止崩。

9. 固本止崩汤、益阴止崩汤皆是治疗崩漏的良方，前者多治气虚型崩漏；后者多为脾气之虚。

原文：脾统血，使血循其道，经行有期。忧思过度、饮食劳倦皆能伤脾，脾伤则气陷，统摄无权，冲任失固，不能约血而致崩漏。《万氏女科》所谓"妇女崩中之病，皆因中气虚不能收敛其血"，意即指此。症见经血非时而至，暴崩或淋漓不净，色淡质清，气短神疲，面色㿠白，舌质淡，脉弱。治宜益气健脾，固摄止血。方用固本止崩汤。偏于肾阴虚的崩漏，症见经乱无期，量多淋漓不净，色鲜红质稠，头晕耳鸣，腰膝酸软。由于水不济火，常心烦不安。舌红苔少，脉细数。治宜育阴滋肾，止血固摄。方用益阴止崩汤。如患者为气血两虚，则两方交替使用，效果颇好。

【学术思想】

梁教授对月经病引起的不孕不育用药特点为注重阴阳的调节和重视古方常用药物的配伍，达到运用有标本结合药物配对趋势。具体表现在以下3个方面：①具有相似作用的药物配伍，加强治疗作用，如都具有益肾助阳、补脾护肝作用的龙眼肉与山茱萸配伍。多见于月经后期的治疗。②治疗目的相同的药物配合，起协同促进作用，体现这种趋势的有：茯苓的养心安神之功可促进柴胡的疏肝解郁功效，而柴胡的升阳之功又有助于茯苓的利水消肿、健脾止泻功效。多见于月经前期和经间期出血的治疗。③针对标本病机药物的配合使用，如紫石英有兴奋中枢神经、促进卵巢分泌的作用，可治本证；当归有活血化瘀、调经止痛的作用，可治标证。多见于痛经和闭经的治疗。

【治疗方法】

崩漏治疗三部曲，梁教授以《采桑子》词志之："治疗崩漏塞澄复，标本须分，审证求因，热实虚寒辨要真。固经榆藕棕荆炭，牡麦胶匀，芩地龟珍，益母焦栀效若神。"平冲降逆汤：生地、白芍、茅根各15 g，茜根、黄芩、丹皮、焦山栀、牛膝、益母草各10 g，鹅管石、大蓟、小蓟各30 g，黑荆芥、甘草各5g。清水煎服。每次月经期前服3剂，经净后服4剂。经将行或经期吐血、鼻衄、齿衄，舌红或绛，脉细数，月经提前、量多，均可服用，效果理想。梁教授则认为经行吐衄的主要机制，多为血热而冲气上逆，迫血妄行。血热则气热，气热则血逆，常导致肝郁胃热、肺肾阴虚。《沈氏女科辑要笺正》谓："阴虚于下，阳反上冲。"血海之血随冲气逆上而为鼻衄、吐血。梁教授教授填《清平乐》一阕以纪之："月经吐衄，气血逆行促。口吐鼻流连眼目，每次周期反复。茜芩地芍丹皮，膝荆管石甘栀，益母茅根小蓟，平冲降逆功奇。"

【参考文献】

梁恪. 全国名老中医梁剑波治疗不孕不育经验研究［D］.广州：广州中医药大学，2019.

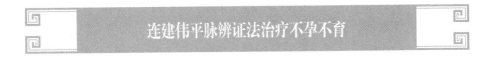

连建伟平脉辨证法治疗不孕不育

【名医简介】

连建伟，第三、第四、第五、第六批全国老中医药专家学术经验继承工作指导老师，临证40余载，擅治各种疑难杂症，临证尤重平脉辨证，舌脉合参。

【学术思想】

在治疗不孕不育方面，连教授常诊"脉"定其位，参"舌"审其因，平脉辨证为主，辨证细微，颇有见地，疗效显著。

【治疗方法】

叶天士云："求子之法，不越乎男养精、女养血两大关键。"在治疗女子不孕时，连教授常以调经为要，认为冲任损伤常表现为经水失调。或因虚或因实，体虚不孕者，当气血不足，冲任失盈，虚衰而无子，治疗时当以益气养血为主，常从肝脾入手；体实不孕者，连教授遵从《医宗金鉴·妇科心法要诀》中"女子不孕因宿血积于胞中，新血不能成孕……或因体盛痰多，脂膜壅塞胞中而不孕"，治疗时常以活血化瘀、燥湿化痰为主。在治疗男子不育时，连教授常遵王肯堂的《证治准绳·求子论》中"医之上工，因人无子，语男则主于精……男以补肾为要"。

【治疗绝技】

治疗时更是注重先天之本，据脉分阴阳。临证时连教授遵古而不泥古，用药时常遵古法，用古方，合参"舌脉"辨证加减。诊脉时，用三部九候之法，结合《太素脉诀》中五阴五阳之脉；诊舌时，常诊舌质舌苔之不同，并尤重瘀点瘀斑有无。两者合参定病位、审病因，辨证准确，每每取得良好疗效。

【验案赏析1】

患者，女，33岁，2008年4月6日初诊。主诉：婚后2年不孕。经行腹痛，有瘀块。既往子宫肌瘤。左关弦，右脉缓，舌苔薄、边有瘀点。西医诊断：原发性不孕，子宫肌瘤；中医诊断：不孕（全不产），肝郁脾虚兼血瘀证。治拟调和化瘀法，方药：柴胡5g，炙甘草5g，炒当归10g，炒白术10g，广郁金10g，牡丹皮10g，桃仁10g，赤芍15g，茯苓15g，制香附6g，桂枝6g，炮山甲（禁用）6g，丹参30g，牡蛎30g。14剂，水煎服，日1剂。

2008年4月27日二诊：此期经行已不腹痛，瘀块亦少，但有口苦，左关弦，右脉缓，舌苔薄黄、边有瘀点，此证加有热象，予守方加减。上方加黑山栀10g。21剂。随访患者已于2009年2月12日生一女。

【按语】

本案突出了连教授关脉定肝脾、缓大分虚滞的诊断诀窍，疗效颇佳。

【验案赏析2】

患者，女，37岁，2014年2月9日初诊。主诉：婚后10余年不孕。月经后期，经行少腹疼痛，有瘀块。诊得左关弦，右关大，舌苔薄、边有瘀斑。西医诊断：原发性不孕，月经不调；中医诊断：不孕（全不产），气滞血瘀证。治拟行气化瘀法，方药：柴胡6g，川芎6g，青皮、陈皮各6g，桂枝6g，桃仁6g，炮山甲（禁用）6g，赤芍15g，茯苓15g，炒枳壳10g，制香附10g，当归10g，牡丹皮10g，炙甘草5g，广郁金12g，丹参20g。21剂，水煎服，日1剂。2014年5月1日随访已怀孕57天。

【按语】

《丹溪心法》云："经水不调，不能成胎"，陈修园《女科要旨》亦云："妇人无子，皆由经水不调，种子之法，即在于调经之中"。以上两则医案均有月经不调，或经行腹痛，或月经后期。连教授遵古之言，认为对不孕的治疗重在调经，而肝藏血、脾统血，调经血重在调肝脾。《脉经·分别三关境界脉候所主》第三曰："肝部在左手关上是也，足厥阴经也；脾部在右手关上是也，足太阴经也"，《中医诊法学》亦明确为"左关候肝与胆，右关候脾与胃"，故连教授诊脉以重左右"关脉"为主。上两案均诊"左关弦"，《景岳全书·脉神章》曰："弦脉为血气不和，为气逆，为邪胜，为肝强脾弱"。《脉经》曰："关脉缓，其人不欲食，此胃气不调，脾气不足。"连教授认为左关脉弦病位在肝，主肝郁不舒。"右关缓"需重健脾，而"右关大"连教授认为是脾胃不虚。故验案赏析1是肝强脾弱之证，治疗以疏肝解郁、养血健脾为主，方用《太平惠民和剂局方》中的逍遥散以疏肝健脾，加制香附、郁金加重理气之功。合参舌诊，舌边有瘀点，《医宗金鉴·妇科心法要诀》曰："女子不孕因宿血积于胞中，新血不能成孕"，故在治疗中合用桂枝茯苓丸活血化瘀，桂枝茯苓丸出自《金匮要略》，主治瘀血阻胞宫之证。患者经行有瘀块，且有子宫肌瘤，连教授认为其血瘀较甚，故加丹参、炮山甲（禁用）活血化瘀，牡蛎软坚散结。二诊患者舌苔薄黄，考虑郁而化火，故加黑山栀清热。验案赏析2中，连教授诊得患者右关大，脾胃尚强，治疗上则取《景岳全书》中"五脏之邪，皆通脾胃，如肝邪犯脾者，肝脾俱实，单平肝气可也"。故治以出自《医学统旨》的柴胡疏肝散，以疏肝理气为主。舌边有瘀斑，合用桂枝茯苓丸，加丹参、炮山甲（禁用）活血化瘀，当归活血养血调经，整方以行气化瘀为大法。

【参考文献】

汪玲羽，徐宇杰．连建伟平脉辨证法治疗不孕不育验案赏析［J］．中华中医药杂志，2019，34（4）：1527－1529．

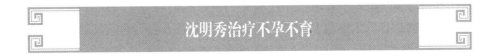

沈明秀治疗不孕不育

【名医简介】

沈明秀，现任中国中医科学院西苑医院妇科主任医师，博士生导师，中华医学会会员，北京海淀区医学会理事，北京市高级职称评审委员会评审专家。

【学术思想】

1. 重视中西医结合、辨病与辨证相结合。随着现代医学的发展，人工授精、体外受精、胚胎移植等技术的进步，既往在生殖医学领域内部分不治之不孕目前可以得到治疗。沈老认为不孕的病因复杂、证型多变，中医可以借鉴西医长处，同时发挥其独特的优势，能最大限度地解除不孕患者的痛苦。通过西医的检查手段，如妇科内诊、血清内分泌激素测定、男子精液分析等，明确西医疾病诊断，再通过中医四诊合参采集到的信息，明确中医证型，进行辨证论治，可有效提高疗效。既汲取了前人辨证论治的精华，又引进了现代医学检测技术。

2. 关注引起女性生殖道炎症不孕的原因。引起生殖道炎症不孕的原因有：输卵管不通、排卵功能障碍、子宫畸形、宫腔粘连、宫颈粘连、盆腔结核、子宫肌瘤、严重的阴道炎、免疫性因素、身心原因、性生活异常、染色体异常等。沈老用简单形象的语言描述为"治疗不孕不育与种庄稼是一样的，种庄稼之前，首先要把土地平整好"。阴道、子宫、输卵管、卵巢即如土地。女性内生殖器所表现出来的功能是脏腑、经络、气血作用的结果，是孕育胎儿的重要条件。沈老关注女性阴道里面的情况、子宫卵巢发育情况、输卵管通畅情况、生殖内分泌功能情况，点点滴滴，不放过一丝异常情况。她尤其认为生殖道是正常受孕的第一道关，若生殖道有病变，对男性精子有影响，同时机体自然防御功能被破坏，病原体上行蔓延，就会侵入内生殖器及其周围结缔组织、盆腔而致病。故若有细菌性、滴虫性阴道炎，细菌性阴道病，支原体、衣原体感染者，沈老均积极治疗，利用中西药物，改善生殖道环境，遵循《黄帝内经》中所说的"知标与本用之不殆，明知逆顺，正行无问"。

3. 补肾生血，肝脾同调。《素问》指出："胞络者系于肾""肾者，主蛰，封藏之本，精之处也""肾主冲任，冲为血海，任主胞胎"。沈老认为肾为先天之本，天癸之源，元气之根，冲任之本，只有在肾气旺盛、肾精充沛、任通冲盛、经脉条畅的条件下才能孕育。她也很重视《黄帝内经》里的天癸学说及"女子以血为用"的生理特点；重视肝脾对妇科疾病的影响，肝经绕阴部循行，《黄帝内经》说："见肝之病，知肝传脾，当先实脾"。沈老结合现代社会的实际情况，如现在社会压力、工作压力、生活压力、环境影响都非常大，会造成肝脾失调从而影响男女的生殖情况，因此重视肝脾同调、先天与后天相结合、局部与整体相结合，充分体现了中医的辨证施治与整体观念。

【治疗方法】

①不孕病因复杂，证型多变，治疗方法变化多样，应灵活变通，随症施

治，标本兼顾；②除口服药物外应结合多种途径治疗，外用药起到了内病外治的作用，较单纯口服中药疗效提高；③治疗不孕应男女双方同查同治，注意配偶是否精壮，男性不育，应根据具体情况，辨证与辨病相结合。

【治疗绝技】

以上几点体会充分体现了沈老经常说的孙思邈治疗不孕不育的方法："凡人无子，当为夫妻俱有五劳七伤、虚羸百病所致，故有绝嗣之殃。夫治之法，男服七子散，女服紫石门冬丸及坐药荡胞汤，无不有子。"

【验案赏析1】

患者，女，32岁；患者，男，32岁，二者为夫妻。主诉：结婚8年，继发不孕不育6年。男性患者既往史：有慢性前列腺炎，曾服棉子油2年；性生活五六天1次，规律，在某医院诊断为弱精症，建议服用左卡尼汀口服溶液，约半个月；否认有烟酒史；工作史：做财务工作，接触电脑，坐久后下身发胀。目前尿频，阴囊潮湿，尿液偶尔混浊，舌体胖，舌尖红，苔薄白；精液分析：A级3.14%，B级7.33%，精子活率为20.42%，畸形率为18.52%；超声显示：前列腺炎症改变，前列腺钙化斑，左侧睾丸囊性结构。诊断：弱精症。辨证为肾精不足，脾虚湿盛，湿热下注。治以先健脾利湿，后补肾活血。方药：太子参15g，白术12g，土茯苓15g，车前子（包煎）10g，紫花地丁15g，益母草20g，水蛭2g，丹参20g，黄芪12g，当归10g，路路通10g，柴胡10g，赤芍15g，知母10g，黄柏6g，鸡血藤15g，甘草6g。共30剂，留100mL保留灌肠后，肛门上野菊花栓。

二诊：精液分析显示A级6.39%，B级4.51%，精子活率为25.19%，畸形率为13.64%，均有不同程度的改变。在原方的基础上加入黄精20g、淫羊藿15g、肉苁蓉10g、枸杞子15g。又服了2个月以后在当地医院行精液检查：A级25.6%，B级23.1%，精子活率为76.6%。后来电告愈。

【按语】

提高精子活力，同时保证子宫和卵巢通畅，才能保证受精、怀孕的每一步骤正常进行，提高怀孕成功率。

【验案赏析2】

患者，女，32岁，血型O型，2006年3月7日初诊。主诉：结婚8年，继发不孕6年。月经史：14，7/（30～60），量由中等逐渐减少，色红，有血块，痛经轻微，末次月经2006年2月22日。婚育史：24岁结婚，2000年孕40天自然流产，清宫，顺利。丈夫与她同岁，精液检查：活动力低。

丈夫血型为 A 型。2000 年 MRI 检查示有垂体微腺瘤。2002 年 3 月输卵管通液显示输卵管通畅。舌质暗红，苔白稍腻，脉沉细。妇科检查：外阴已婚未产，阴道通畅，分泌物多、乳酪样，宫颈光滑，子宫前位、正常大、质中、压痛（－）；双侧附件：左侧增厚、无压痛，右侧正常；内分泌六项、不孕三项、TCT、UU 等支原体、衣原体、霉菌检查结果都正常；BV 阳性。中医诊断：继发性不孕。辨证：肝脾两虚，湿热下注。治以补脾疏肝，清热利湿。方药：太子参 15 g，白术 12 g，土茯苓 15 g，车前子（包煎）10 g，白花蛇舌草 20 g，马齿苋 25 g，马鞭草 10 g，虎杖 15 g，柴胡 12 g，赤芍 15 g，蛇床子 10 g，当归 10 g，黄芪 15 g，甘草 6 g。连服 28 剂。阴道纳药：妇洁栓。

二诊：BV 阴性，其他症状也都不同程度地缓解，按上方继续服用。2006 年 11 月 1 日检查示早孕，2007 年顺利产下一健康女婴，皆大欢喜。

【按语】

内外治相结合是本案一大特色，阴道纳药可以使药物直达病所，促进女性白带和盆腔炎症的恢复，有利于顺利怀孕。

【参考文献】

孙炳春，孙杰. 沈明秀治疗不孕不育症的经验［J］. 中国医药指南，2011，9（35）：182－183.

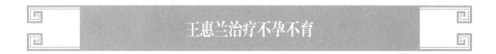

王惠兰治疗不孕不育

【名医简介】

王惠兰，主任医师，成都市名中医，都江堰市名中医，从事中医临床工作 50 余年，临床经验丰富，医术精湛，医德高尚，治学严谨，对各种中医妇科疑难杂症的诊治有独到经验。

【学术思想】

1. 辨病与辨证相结合。王老认为，现代不孕不育病情错综复杂，常是由多种综合因素造成的，在中药调治之前均应该做相应的西医相关检查，在明确诊断之后，采用辨病与辨证相结合的方法对症治疗。针对女性不孕患者，详细询问病史之后，根据原发与继发性不孕的常见病因，常做性激素检查、卵泡监测、输卵管造影术、宫腹腔镜等相关检查；针对男性不育患者，了解病史后判断是绝对不育还是相对不育，是原发性不育还是继发性不育，做常规精液分析检查、前列腺液检查、免疫学检查、性激素检查等，检查完毕后，再采用中医药辨证治疗。

2. 病因病机。王老认为男女不孕不育的常见病因为肾虚、肝郁、脾虚，伴以湿热、痰湿瘀滞胞宫，造成痰湿瘀阻、湿热瘀结等，其中以肾虚和瘀滞为主。中医理论认为肾藏精、主生殖，肾为五脏之根本，无论先天肾气不足还是后天房劳不节、反复流产损伤肾气、金刃损伤冲任等都易导致肾虚、冲任损伤而造成女性排卵障碍、月经不调、多囊卵巢综合征，男性弱精、少精症等。故王老认为在不孕不育病症中肾虚、瘀阻是其常见病机。

【治疗方法】

王老认为补肾为治疗男女不孕不育之大法，无论是先天肾气不足还是后天房劳多产所致肾虚都可能会引起女性卵巢功能紊乱、排卵不正常、性冷淡、习惯性流产等，引起男性精子质量下降、活力下降、液化时间异常等。临床惯用基本方归肾丸合二仙汤加减，方由熟地、山药、山茱萸、当归、枸杞、菟丝子等药物组成。临证时对于女性不孕患者，根据女子月经周期规律予以中药调治，经后期着重滋阴补肾，在上方基础上佐加龟甲、鳖甲、黄精、女贞子、桑葚等药物以滋阴填精；排卵期加入温阳活血之品，如桃仁、红花、丹参、牛膝等以补肾促排卵；排卵后期以温肾补阳为主，在补肾基础上佐加鹿角霜、肉苁蓉、肉桂、紫河车等；经期则以补肾活血为主，加入桃仁、红花、蒲黄、茺蔚子等药物。在行上述治疗的同时，结合西医辨病的原则，对不同原因导致的不孕不育患者采取相应的治疗。因此王老对于此类患者多从补肾阳着手，临床上喜用赞育丹加减。此方出自《景岳全书》，原方主治阳痿精衰、虚寒无子之证，方由熟地、山茱萸、枸杞、当归、杜仲、巴戟天、肉苁蓉、韭菜子、淫羊藿、蛇床子、肉桂、附子等药物组成，临证时根据不同病症，可在上方基础上再佐以活血祛瘀、化痰燥湿、疏肝健脾等药物。在行上述治疗的同时王老也很重视对生活方式、营养状况、精神状态的相关咨询，重视对患者的心理调节，不孕不育患者往往心理压力较大，所以临证时除了详细询问病史外还要耐心劝导、缓解压力，使其情志条达、心情放松。

【验案赏析】

患者，女，43岁，2008年5月12日汶川地震再生育患者，初诊时间：

2009 年 7 月 31 日。主诉：取环术后夫妇同居未避孕而未受孕 1 年。2009 年 6 月于成都某医院行腹腔镜手术，术中见双侧输卵管粘连，腹腔内广泛粘连。性激素检查基本正常。现月经多后期，量中等、色暗、偶夹血块，经行腰腹疼痛，平素带下量多、色白、无异味。末次月经 7 月 20 日。症见：形体偏胖，颜面部褐斑，舌质淡，苔薄白，脉沉细。西医诊断：继发性不孕，双侧输卵管阻塞。中医辨证：肾虚血瘀。治拟补肾祛瘀，活血通络。方药：归肾丸加减。用药：熟地黄 15 g，山药 15 g，山茱萸 15 g，枸杞 15 g，菟丝子 18 g，桑葚 18 g，鹿角霜 15 g，当归 15 g，白芍 18 g，路路通 18 g，土鳖虫 15 g，地龙 15 g，丹参 18 g，刘寄奴 15 g。7 剂，水煎服，日 1 剂，分早中晚 3 次服。同时嘱其行经行排卵监测。其配偶杨某，男，43 岁，同期于上述医院做精液全套分析检查，结果提示弱精症。症见：形体偏瘦，面色㿠白，舌质淡，苔薄白，脉沉细。自诉平日腰部酸痛，夜尿 2 ~ 3 次，冬日怕冷。西医诊断：弱精症。中医辨证：脾肾阳虚。治拟补肾健脾，温阳助孕。方剂：赞育丹加减。用药：熟地黄 15 g，山茱萸 15 g，山药 15 g，枸杞 15 g，杜仲 15 g，巴戟天 15 g，肉苁蓉 15 g，韭菜子 15 g，淫羊藿 15 g，蛇床子 18 g，肉桂 10 g，鹿角霜 15 g，楮实子 15 g，炙甘草 6 g。7 剂，水煎服，分早中晚 3 次服。再配以多维元素片，每日 1 粒。

二诊：夫妇双方服药后暂无特殊不适，女方排卵监测提示卵泡期，无排卵，男方服药后自觉腰痛减轻。王老遂在上方基础上加减，夫妇双方连续治疗 3 月余后，女方怀孕，B 超检查提示早孕、活胎。

【按语】

本案特色在于，王老对于不孕不育，采用辨病与辨证相结合的治疗原则，以补肾为治疗的基本大法，再根据男女不同的病症做出相应的治疗，临床收效颇丰。

【参考文献】

刘敏．王惠兰老师治疗不孕不育症经验［J］．中医临床研究，2014，6（2）：79 - 80.

王敏淑主任医师治疗不孕不育

【名医简介】

王敏淑，主任中医师，毕业于北京中医药大学中医专业，第三批全国老中医药专家学术经验继承工作指导老师。

【验案赏析】

患者，男，40岁，于2013年6月17日就诊。主诉：婚后6年，3年前其妻曾做人流，之后3年，未采取避孕措施而未有子嗣。既往有酗酒的恶习。刻诊见腰膝酸软，五心烦热，盗汗心烦，口干不欲饮，便黏，脉弦数，苔薄白润，舌瘦。精液分析检查示无精。《黄帝内经》曰："夫邪之生也，或生于阴，或生于阳。其生于阴者，得之饮食居处，阴阳喜怒"，患者平素生活不规律，嗜食肥甘厚味，易使脾的运化功能受损，水湿内停，又酗酒多年，多生痰湿，痰湿郁久化热或外感邪气，蕴结而成湿热，湿性黏滞重浊，易趋下位，阻滞气机，影响肾的气化功能，改变了精子的存活环境。同时，"男子五八，肾气衰，发坠齿槁"，患者年龄偏大，肾气开始衰弱，而"肾主蛰，封藏之本，精之处也"，肾气肾精的虚衰，使受孕条件不能得到满足。肾阴虚，虚火内扰，故五心烦热，上扰心神则心烦；肾阳亏虚，腰膝失养，则腰膝酸软；湿热作祟，故口干不欲饮，便黏；舌象脉象为阴虚有湿之征象。西医诊断：不育（无精）；中医诊断：不育。中医辨证：肾阴亏虚，湿热内蕴。治法：滋养肾阴，清利湿热。处方：茵陈20 g，焦栀子10 g，茯苓20 g，泽泻12 g，银柴胡10 g，生地黄25 g，玄参20 g，知母10 g，山萸肉10 g，牡丹皮10 g，女贞子12 g，菟丝子15 g，覆盆子12 g，枸杞子12 g，车前子12 g，淫羊藿10 g，巴戟天10 g。先服7剂。方药分析：《伤寒来苏集》："茵陈能除热邪留结，佐栀子以通水源，大黄以除胃热，令瘀热从小便而泄……亦阳明利水之奇法也。"方中茵陈、焦栀子为君，清利湿热，解酒毒；茯苓、泽泻、生地黄、山萸肉、牡丹皮，具"六味地黄丸"之形，又取女贞子、覆盆子、菟丝子、枸杞子、车前子"五子衍宗丸"之意，共奏补肾益精之功；又以玄参凉血滋阴，银柴胡、知母清虚热，再予淫羊藿、巴戟天，使滋阴之力益甚。

2013年6月27日二诊：药后五心烦热、盗汗等阴虚火旺症状已除，湿热不显，以补益为要，故采用一队滋补肾精之药兼补气之药，去茵陈、焦栀子、银柴胡、知母，加生地黄、熟地黄各15 g，补骨脂10 g，骨碎补10 g，制何首乌10 g，生黄芪20 g。继用10剂。

2013年7月11日三诊：药后精子成活率达55%，已达到受孕标准，但不液化。此时已培补好了基础，但精子无法外达，此因湿热未尽，湿性黏滞，固结精液。治以清热利湿为主，补肾为辅。处方：土茯苓30 g，薏苡仁10 g，泽泻12 g，炒白术10 g，焦栀子10 g，车前子20 g，覆盆子12 g，菟丝子15 g，枸杞子10 g，女贞子10 g，茯苓20 g，淫羊藿10 g，生黄芪20 g，丹参20 g，茵陈15 g。10剂。方中以土茯苓、薏苡仁、泽泻、炒白术、焦栀子、茯苓、茵陈清热利湿，五子衍宗丸配以淫羊藿、生黄芪、丹参滋养肾精，补气行血。

2013年7月25日四诊：无其他不适，脉弦，舌苔薄白、质淡红。效不更方，原方加灵芝5 g，培补正气。同时，对患者妻子亦进行检查，以补肾暖宫、调经助孕之法调理，双管齐下。2013年8月9日，患者欣喜来电，诉其妻子已怀孕。

2013年8月16日，患者自述其妻右少腹微痛，腰时酸痛，恐有堕胎之嫌，故又来诊。此为机体精元濡养胎儿，致自身气血两虚、肝肾不足，故以补气血、强肝肾之法固胎元，处方：生黄芪15 g，炒白术10 g，砂仁5 g，黄芩8 g，桑寄生15 g，川断12 g，紫苏梗10 g，菟丝子15 g，阿胶10 g，白芍15 g，生甘草6 g，炒杜仲10 g。之后随访，腹痛腰酸已除。

【按语】

本案四次诊治，未离"五子衍宗丸"，也验证了五子衍宗丸的合理性。方中菟丝子温肾壮阳力强，枸杞子填精补血见长，五味子补中寓涩、敛肺补肾，覆盆子甘酸微温、固精益肾。妙在车前子一味，很多人都会忽视它，认为它置于补肾方中毫无意义，其实不然，车前子泻而通之，泻有形之邪浊。不孕不育可由湿热阻滞引起，于此案中可窥一斑，而车前子利尿渗湿，破除黏腻胶着之象，利于精子的游走散布，其作用至关重要，为点睛之笔。所以说，治疗不孕不育，不可一味滥补，应审证查因，仔细推敲，看是否有其他病因，如此案中的湿热之邪，甚至可上升为疾病的主要矛盾，不过全案也没忘了根本，"补肾"贯穿始终。另外，"人之始生，以母为基，以父为楯"，治疗此类患者，应当也要考虑其配偶，只有双方健康，才能阴阳调和，孕育子嗣。

【参考文献】

张骏. 王敏淑医师治疗不孕不育症验案一则 [J]. 中国中医药现代远程教育, 2014, 12 (1): 91.

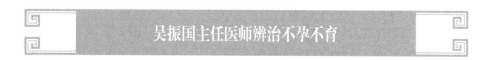

吴振国主任医师辨治不孕不育

【名医简介】

吴振国，河南中医学院第一附属医院主任医师、教授、省知名中医专家。

【经典名方】

圣愈汤合五子衍宗丸。

调护：肾气不足、初潮年龄过迟、胞宫发育不良者加紫河车粉、紫石英、肉苁蓉等；肾阳不足、胞宫虚寒者加巴戟天、补骨脂、鹿角霜、淫羊藿、艾叶、桂枝、附子等；肾虚精亏者可用归芍左归饮加鸡血藤、制首乌、丹参。血虚者用圣愈汤合五子衍宗丸，亦可用养精种玉汤加枸杞子、鸡血藤、丹参、何首乌、黄芪。肝郁者以开郁种玉汤加丹参、香附、郁金、鸡血藤或用逍遥四物汤加减。血瘀者常用柴胡疏肝散加鸡血藤、丹参、当归；输卵管不通、胞脉瘀阻者加山甲珠、鸡血藤、炒金铃、路路通、橘核、荔枝核。痰湿者以苍附导痰汤合佛手散加鸡血藤、薏苡仁、晚蚕沙、山楂、枳壳，配合补肾健脾之法，标本同治。

【学术思想】

不孕的病因复杂，以肾虚为主。吴老指出：不孕有先天因素、后天因素，生理原因、病理原因，病在男方或女方之不同。关于先天生理缺陷古人有"五不女"（螺、纹、鼓、角、脉）、"五不男"（天、漏、犍、怯、变）的提法，这些大多非药物治疗所能解决，而女方的后天病理性原因是我们处理的重点。受孕是个复杂的生理过程，与肾气盛衰、肾精充沛有非常密切的关系。肾主生殖，主藏天癸，藏精系胞，为冲任之本，主导月经的产生及脏腑功能的协调。如先天禀赋不足，或房事不节，纵欲无度伤肾，肾虚精亏，胚胎难结，难以成孕；或精亏血少，胞脉失养，不能摄精成孕；或肾阴不足，阴虚内热血枯，不能凝精成孕，"干旱之田岂能长养"；亦可因肾阳不足，命门火衰，胞宫失于温煦而致宫寒不孕，"沍寒之地，不生草木"。肾气虚衰，胞宫发育受阻，不能正常行使藏泻月经及受胎功能，何孕之有？肾的阴阳影响五脏功能的协调，导致脏腑功能失常、气血失调，都会直接或间接地影响受孕。因此在探讨不孕病因的时候应首先考虑肾的因素，但并不妨碍对其他原因所致不孕的探索和寻觅，如精神情志因素、疾病（特别是炎症、肿瘤、内分泌失调）的影响。同时要从男方寻找原因。

【诊断思路】

吴老认为，不孕系妇科常见病，约占已婚夫妇的 10%，是影响妇女身心健康和家庭和睦的一大因素。不孕根据曾经是否受过孕分为原发性不孕（《备急千金要方》称"全不产"）和继发性不孕（《备急千金要方》称"断续"）；根据是否可以纠正分为绝对性不孕和相对性不孕，前者指夫妇一方有先天性或后天性解剖生理缺陷且无法矫正，后者指夫妇一方因某种因素而生育能力下降，妨碍受孕。关于时限，多数人主张夫妇同居 2 年未能受孕为不孕。有人统计，婚后 1 年内受孕的占 90%，2 年内受孕的占 90.5%，婚后 5 年仍有 5%~8% 的受孕机会，但不孕的治疗效果随年龄增长而递减，25~30 岁治愈率为 40%，35~40 岁治愈率为 10%。以往以婚后 3 年不孕作为不孕的时限，吴老认为，为了早期发现、及时治疗，诊断不孕以 2 年为限较好。不孕与不育有别，不育有两种含义：一指可孕而不能生育成活；一指男性不育。

【治疗方法】

1. 首重调经。月经期、量的恒定是受孕的重要条件。早在《黄帝内经》即有"月事以时下，故有子"的记载，《妇人规》亦云："经调而子嗣"，《类证治裁》："经不准，必不受孕"。治疗不孕首重调经，即所谓"调经种子"。《医学纲目》云："求子之法，莫先调经。"陈修园亦曰："种子之法即在调经之中。"可根据月经初潮年龄的早迟、周期、经量、经色、经质辨别虚实。如初潮年龄较晚，潮后即现月经延后、量少，多属先天肾气不足；经迟量少，小腹冷痛，畏寒肢冷，多属肾虚宫寒；胎堕甚密或早婚多产致月经量少，多属肾虚精亏；家庭不和或求子心切、情志不畅、抑郁不乐致月经时前时后，量或多或少，多属肝郁；肥胖痰多，月经延后乃至闭经，经血夹黏液，多属痰湿；少腹一侧胀痛，经少色黑块多，多属血瘀。采用不同调经方法，经调自能受孕。

2. 补肾节欲保精。结胎成胎有赖肾气、肾精。"男精壮而女经调，有子之道。"根据《黄帝内经》"肾气盛，天癸至，任脉通，太冲脉盛，阴阳和，乃有子"的理论，不孕的治疗以补肾益精、养冲任为主。《妇人规》云："妇人所重在血，血能摄精，胎孕乃成。欲察其病，惟于经候见之；欲治其病，惟于阴分调之。阴血不足者不能育胎，阳气不足者不能摄胎，凡此摄育之权总在命门。正以命门为冲任之血海，而胎以血为主，凡补命门，则或气或血，皆可谓之补阴，而补阴之法，即培根固本之道也。是以调经种子之法，惟以填补命门，顾惜阳气为主。"填补命门即补肾填精之谓。同时注意节欲保精，欲求孕育，唯有节欲。房事有节，生活规律，以利种子。

3. 审因论治。《妇人规》云："种子之方本无定轨，因人而药，各有所宜，故凡寒者宜温，热者宜凉，滑者宜涩，虚者宜补，去其所偏则阴阳和而生化著矣。世人不明此理，索要种子秘方，岂知张三之帽非李四所可戴也。"根据临床所见，不孕证型以肾虚、血虚、肝郁、痰湿、血瘀等常见，概括为虚实两类。治法：虚证宜补肾养血、益精助孕，辅以暖宫散寒、滋阴清热；实证宜疏肝理气、燥湿化痰、活血通络。由于不孕是由多种疾病引起的，如生殖系统炎症、肿瘤、全身严重疾病、免疫因素等均可导致不孕，注意及时检查，辨病辨证结合治疗，可提高疗效。

4. 双方查因，分别论治。国外有人检查 665 对不孕夫妇，其中不孕因素在男方者占 28%，女方排卵障碍者占 3%，输卵管堵塞者占 16.3%，男女双方生育力减低者占 7.5%，原因不明者占 17.6%，因此对于不孕的原因应从男女双方追查。我国古代医家对此早有论述。陈自明："凡欲求子，当先察夫妇有无劳损痼疾而依方调治，使内外和平则有子矣。"朱丹溪："窃谓妇人之不孕，亦有因六淫七情之邪有伤冲任，或宿疾淹留传遗脏腑，或子宫虚冷，或气旺血衰，或血中伏热……审此，更当察其男子之形气虚实何如？有肾虚精弱不能融育成胎者，有禀赋原弱气血虚损者，有嗜欲无度阴精衰惫者，各当求其原而治之。"

5. 辨病辨证，妙巧用药。吴老在辨证论治的基础上擅于应用西医的诊治方法。他认为妇科检查、腹腔镜、B 超、造影、性激素测定等现代医学的检查手段可结合中医的四诊来进行分析。如闭经患者 B 超检查为子宫发育欠佳，在辨证论治的同时可加用紫河车、覆盆子、女贞子等。如西医诊断为多囊卵巢综合征，中医辨证多属肾虚痰阻，治疗时在经间期加用祛痰化瘀调冲之品，如胆南星、山慈菇、泽兰、大黄蟅虫丸等，往往能提高排卵率。再如功能失调性子宫出血可分为排卵型和无排卵型，辨证调经时应有所不同，无排卵型侧重于经后期、经间期用药，以利于排卵；有排卵型侧重于排卵后经前期用药，以利于恢复患者黄体功能。肾虚证以补肾养血、益精助孕为主，习惯用圣愈汤合五子衍宗丸加减。

【治疗绝技】

按法调治，随证加减，守法守方，条件允许时可结合内分泌检查、基础体温测定、输卵管通畅试验，既有诊断价值，又有治疗效果，配合认真细致的思想工作，使情志舒畅、气顺血和，辅以性生活指导，可望获效。

【参考文献】

曾继保，李国锋，许爱凤. 吴振国主任医师辨治不孕不育症经验点滴[J]. 光明中医，2013，28（8）：1558 – 1559.

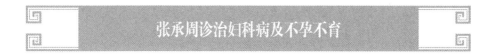

张承周诊治妇科病及不孕不育

【名医简介】

张承周，潍坊市首批名老中医，从医50多年，积累了丰富的临床经验，运用中医方法治疗妇科病的造诣颇深。

【经典名方】

活血毓麟珠。

组成：紫石英30 g，淫羊藿30 g，香附15 g，川芎12 g，川断15 g，川椒15 g，川牛膝15 g，枸杞子15 g，菟丝子15 g，何首乌12 g，炒杜仲9 g，炒桃仁9 g，红花6 g，肉桂6 g。

【治疗方法】

1. 从肾与血入手。妇女以血为本，经水为血所化，而血来源于脏腑，在脏腑中肾为先天之本、藏精，精血同源，肾中精气的盛衰，主宰着人体的生长发育及生殖功能的变化。《素问·上古天真论》曰："女子七岁，肾气盛，齿更发长；二七而天癸至，任脉通，太冲脉盛，月事以时下，故有子……七七任脉虚，太冲脉衰少，天癸竭，地道不通，故形坏而无子也。"由此说明在生殖功能的成熟过程中"天癸"的产生是一个重要环节，而"天癸"的产生又必须以肾气充盈为先决条件，肾气充盈为月经的正常来潮和孕育提供了必要的物质基础。因而张老在临床上治疗月经病、不孕多从肾与血入手。肾有肾阳虚、肾阴虚，血有血虚、血瘀、血寒、血热，张老多在月经前期补肾阴，月经后期补肾阳，筛选出了常用之药，补肾阴常用熟地、女贞子、覆盆子、桑葚、菟丝子、山药、龟板、怀牛膝、枸杞、紫河车等；补肾阳常用肉桂、附子、淫羊藿、巴戟天、杜仲、鹿角胶、仙茅、川断等；补血常用熟地、当归、黄芪、白芍、麦冬、人参、阿胶等；活血常用香附、丹参、红花、桃仁、川芎、乌药、三棱、莪术、刘寄奴、延胡索等；暖宫常用艾叶、乌药、炮姜、肉桂、吴茱萸、砂仁等；凉血止血常用坤草、马齿苋、丹皮、生地、仙鹤草、地榆、黄芩、荆芥穗、地骨皮等。有了辨病的依据，则辨证用药灵活方便，张老在补肾时注意滋而不腻之药的搭配，补亦防止太过，适可而止，有时配以食疗，如生姜羊肉汤既暖宫又补肾。

2. 擅用经方典方。中医药学是几千年来先辈智慧和经验的结晶，先辈的经验具体体现在书中，而熟读它、运用它，并对其加以挖掘、发扬是张老从医50多年来孜孜不倦的追求。①在治疗月经病方面：a. 痛经。多以《医宗金鉴》的理论为基础，进行辨证施治。《医宗金鉴》云："经后腹痛当归建，经前胀痛气为殃，加味乌药汤乌缩，延草木香香附榔，血凝碍气疼过胀，本是琥珀散最良，棱莪丹桂延乌药，寄奴当归芍地黄。"张老基于此文，创建了痛经Ⅰ号方、痛经Ⅱ号方。痛经Ⅰ号方组成：乌药10 g，琥珀0.5 g，炒砂仁12 g，木香（后下）15 g，延胡索15 g，香附15 g，榔片15 g，炒桃仁10 g，红花10 g，当归15 g，刘寄奴12 g，肉桂10 g，丹皮10 g，赤芍15 g，熟地24 g。若为青春期妇女痛经加赤芍、白芍各15 g。该方主要用于气滞血瘀、宫寒之痛经，宜经前3天或经行时服用。痛经Ⅱ号方组成：肉桂6 g，白芍30 g，当归12 g，延胡索10 g，炮姜6 g，大枣4枚。该方主要用于经后腹痛，亦用于经后行输卵管通液引起的腹痛。病案举例：王某，女，17岁，学生。月经初潮16岁，周期经期尚正常，但近1年经行前1天即出现小腹疼痛，经行第1天痛剧，有时经服"止痛片"方疼痛缓解。于2010年10月12日来诊，经至小腹痛剧，致晕厥，由同学急送张老门诊，张老先给予针灸三阴交、气海穴以止痛，后给予痛经Ⅰ号方3剂，连服，经间期服用当归丸，至第2次行经时复诊，述已无明显痛经。b. 闭经。《医学正传》云："月水全借肾水施化，肾水既乏，则经血日以干涸。"治以六味地黄汤为主，拟制了闭经Ⅰ号方、闭经Ⅱ号方。闭经Ⅰ号方组成：熟地24 g，山药12 g，山萸肉12 g，云苓9 g，泽泻9 g，丹皮9 g，通草6 g，红花9g，桃仁9g，杜仲12g，川牛膝9g。主要用于中年妇女，在六味地黄汤基础上加活血通经药，因此期妇女，多产后于宫内置节育器避孕，多冲任受伤、肝气不舒、胞脉瘀阻不通。病案举例：杨某，女，35岁，于2009年1月10日来诊。月经停闭7个月，即于2009年5月行人工流产术，至今月经末行，伴有胸闷心烦，曾用西药孕激素治疗，阴道极少量出血。今来寻求中医治疗。查体见舌暗、边有瘀点，脉沉涩，为典型闭经Ⅱ号方适应证，张老予以闭经Ⅱ号方5剂，服毕隔2天后月经大下。c. 崩漏。《医宗金鉴》云："崩漏血多物胶艾，热多知柏少芩荆，漏涩香附桃红破……八诊大补养荣宁，思虑伤脾归脾治，伤肝逍遥香附青。"以此为依据多用胶艾四物汤，漏久则通因通用，用桂枝茯苓汤加减，方药组成：桂枝10g，云苓12g，丹皮10g，赤芍15g，炒桃仁12g，红花10g，香附15g，延胡索15g，熟地24g，怀牛膝15g，川断12g，炒小茴香12g，水蛭12g，黄芪30g。该方补中有破，配合合理，方中水蛭取其破血化血之用，配以黄芪防破太过。病案举例：代某，女，45岁，于2009年3月5日来诊。月经尚规律，但有子宫腺肌瘤病史多年，此次阴道流血淋漓不尽20天，曾服中药止血剂治疗，量时多时少，今日又见排出大量血块。复行彩超检查，示子宫腺肌瘤，子宫内膜厚0.96cm，分析认为其属血瘀漏下，即给予桂枝茯苓汤加味3剂，2剂服完则阴道流血止，3剂服完后已无阴道流血，复给予补益剂调理。②不孕不育的辨证组方：若辨为肾虚所致不孕，则遵《景岳全书》之毓麟珠加减：a. 输卵管通而不畅之不孕，用活血毓麟珠，方药：紫石英30g，淫羊藿30g，香附15g，川芎12g，川断15g，川椒15g，川牛膝15g，枸杞子15g，菟丝子15g，何首乌12g，炒杜仲9g，炒桃仁9g，红花6g，肉桂6g。病案举例：张某，女，32岁，2007年8月14日就诊。取环1年未孕，月经尚规律，无痛经史，妇科检查示子宫发育正常，输卵管检查示输卵管通而不畅，即给予活血毓麟珠10剂，服用1个月经周期，禁房事半个月，下次月经后再次行输卵管通液检查，结果示输卵管通畅，回家服用当归丸、维生素E，1个月后即受孕。b. 月经尚规律，输卵管通而不孕，用加味毓麟珠，方药：熟地24g，白芍25g，当归15g，川芎10g，党参30g，白术30g，云苓15g，炙甘草6g，紫石英15g，淫羊藿15g，枸杞子15g，菟丝子15g，杜仲12g，川椒15g，川断15g，鹿角霜15g。病案举例：王某，女，34岁，于2008年5月30日就诊。结婚10年，夫妇同居未孕，月经尚规律，无痛经史，无流产史，曾于3年前在某医院行诊断性刮宫检查，病理示分泌期内膜分泌不足，来我院后先行输卵管检查，结果示输卵管通畅。给予加味毓麟珠6剂，嘱下次经行第5天服用，结果当月受孕。2009年因准生二胎，取环半年未孕，于2009年7月来复诊，要求服前次方剂，经辨证分析适合加味毓麟珠证，故给予6剂，于2009年9月20日复诊，已受孕。

3. 擅用配对中药。张老在治疗不孕方面，辨证后，在基本方上加用配对中药，能提高药物疗效，降低不良反应。如在治疗无排卵性不孕时用益肾养血助孕方，方中熟地与熟附子配对，以提高卵泡质量，提高受孕率、卵裂率和妊娠率。济宁一患者结婚5年未孕，月经不规律，周期30天至3个月不等，经多家医院诊治，均诊为多囊卵巢综合征，给予枸橼酸氯米芬、尿促性素等药物促卵泡，多卵泡生长至15～16 mm就闭锁，偶有长到18 mm继续监测发现卵子不排，故花了1万多元医药费也未孕，经人介绍来张老处就诊，张老辨为肾虚血瘀，给予益肾养血助孕方。连用4个月，月经能按时至，正常2个月后受孕，后电话告知喜获一男孩。益肾养血助孕方组成：仙茅10 g，淫羊藿20 g，紫河车10 g，菟丝子15 g，女贞子12 g，续断15 g，当归12 g，白芍20 g，党参15 g，白术15 g，香附10 g，熟附子6 g，熟地30 g，枸杞子15 g。卵泡成熟时加用山甲3 g，皂刺30 g。张老经验：熟地、熟附子两者配合可养血，促卵泡发育；助阳，促卵泡排出。熟地补血、熟附子壮阳，血得阳助则生化无穷，阳得血滋则化源不竭。张老在治疗输卵管阻塞性不孕时，用香附与丹参配对，路路通与皂刺配对，临床效果好。

4. 明确病因。不孕不育由多种原因引起，疑为输卵管性不孕则先行子宫输卵管造影术，按常规妇科造影操作，若为输卵管积水，则建议改为其他方法。

5. 以瘀为重点，辨证施治。随着人们生活生育观念的改变，人工流产、药物流产及宫腔操作增多，伤及气血冲任，冲任受损则难以受孕，久则心情郁闷不舒，郁久成瘀，与旧血结于胞络，导致输卵管性不孕，故张老治以理气活血、固冲任为重，方用四逆散合四物汤，随症加减。张老在代表方的基础上加香附与丹参、路路通与皂刺，临床效果佳。香附为气之帅药，丹参为血之君药，气为血之帅，血为气之母，药理研究证实两者均对子宫平滑肌有明显作用，两者配合使气血运行动力增加；皂刺辛温，活血通络散结，路路通，通路路，两者配合直达病所，使输卵管通畅。

6. 内外并治。张老辨证用药，嘱患者水煎2次，将2次煎出的药液混匀后分 2 次口服，第 3 次水煎药液 200 mL 灌肠，隔日 1 次，按临床灌肠常规操作。

【诊断思路】

凡女子结婚后夫妇同居 1 年以上，配偶生殖功能正常，未避孕而不受孕的原发性不孕，以及生育或流产后，无避孕 1 年以上而不再受孕的继发性不孕，定为女性不孕。

【治疗绝技】

3 年多来，以门诊患者为主，统计符合其诊断并应用治疗者 209 例，以治疗 6 个月后的输卵管造影为标准，盆腔造影剂弥散好为治愈，治愈率为 88.5%，与普通门诊单纯用西药治疗相比有明显优势。中药副作用小，特别是对胃肠道的刺激通过加入健胃药基本没有影响，患者易于接受，治疗期间受孕对胚胎的发育亦没有不利影响。

【验案赏析】

患者，女，38 岁，于 2008 年 3 月来我科就诊。主诉：取出节育环后 8 年未孕。曾 2 次行输卵管造影，均示双侧输卵管近端不通，经再次造影确为双侧输卵管近端不通，结合临床辨证为气滞血瘀型，给予中药：柴胡 10 g，赤芍 10 g，枳实 10 g，熟地 10 g，当归 10 g，川芎 10 g，香附 10 g，丹参 30 g，皂刺 30 g，路路通 10 g，生麦芽 10 g。3 剂，每周期 10 剂，隔日 1 付，头 2 次煎口服，第 3 次煎灌肠，连用 3 个周期。现已怀孕，并已证实为宫内孕。

【按语】

本案特色在于输卵管检查示输卵管通而不畅，即给予活血毓麟珠，加减灵活，临证取效颇佳。

【参考文献】

魏瑞慧．张承周诊治妇科病及不孕不育症的学术思想和经验［J］．中外医疗，2011，30（24）：101 - 102.

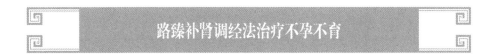

路臻补肾调经法治疗不孕不育

【名医简介】

路臻，保定市第一中医院主任医师。

【经典名方】

自拟补肾调经汤。

组成：当归 12 g，白术 15 g，熟地 15 g，茯神 15 g，紫石英 15 g，淫羊藿 15 g，柴胡 10 g，补骨脂 15 g，枸杞 15 g，续断 12 g，杜仲 12 g，益母草 20 g，菟丝子 15 g，甘草 6 g。

调护：痛经者加桃仁、五灵脂、肉桂；气滞血瘀者加路路通、香附、穿山甲、红花、泽兰等，随症加减。水煎 2 次约 300 mL，分 2 次口服，日 1 剂。

【诊断思路】

凡女子结婚后夫妇同居 1 年以上，配偶生殖功能正常，未避孕而不受孕的原发性不孕，以及生育或流产后，无避孕 1 年以上而不再受孕的继发性不孕，定为女性不孕。

【治疗方法】

中草药煎剂（补肾调经汤）口服加经络疗法（穴位注射），均在月经第 10 天开始治疗。补肾调经汤组成：当归 12 g，白术 15 g，熟地 15 g，茯神 15 g，紫石英 15 g，淫羊藿 15 g，柴胡 10 g，补骨脂 15 g，枸杞 15 g，续断 12 g，杜仲 12 g，益母草 20 g，菟丝子 15 g，甘草 6 g。于月经来潮后第 10 天开始服药，15 剂为 1 个疗程，连用 3 个疗程。穴位注射①用药：当归注射液 4 mL，胎盘组织注射液 4 mL；②取穴：肾俞、关元、天枢、归来、三阴交、足三里；③操作方法：每次只取 4~5 个穴，上穴轮换使用，用当归注射液 4 mL 和胎盘组织注射液 4 mL 混合液，每穴注入 1~2 mL，隔日 1 次，5 次为 1 个疗程，连用 3 个疗程，经期停用。

【治疗绝技】

不孕不育患者用补肾调经法后，在半年内妊娠者则为治愈。运用补肾调经法治疗不孕不育的 96 例患者中，半年内怀孕者达 78 例，治愈率约为 81%；未怀孕者 18 例，约占 19%。

【验案赏析 1】

患者，女，32 岁，某公司职员，2009 年 4 月 10 日初诊。结婚后曾人工流产 2 次，于 2008 年 6 月因胚胎停育自然流产 1 次，月经规律，经期 14 天，量少，无痛经，有少量血块，色暗，时有畏寒，乏力，腰膝酸软，小腹凉，舌苔白腻，脉沉细涩；妇科检查：子宫后位，其他均正常。脉证合参，属肾虚血瘀不孕，予以补肾调经法治疗，连用 2 个月而孕，孕期平稳，顺产一男婴。

【按语】

本案体现了不孕的基本病因病机：肾主生殖，不孕与肾的关系密切。子宫的发育、月经周期的建立、胎儿的孕育均与肾气密不可分，肾气衰弱是不孕的根本原因。经期或产后瘀血未净，感受寒邪，寒凝血瘀，胞脉阻滞，两精不能相结合以致不孕，而肾虚又是感受外邪的内在因素，"正气存内，邪不可干"。

【验案赏析2】

患者，女，36岁，某公司经理，2009年3月19日初诊。婚后2年自然受孕，顺产一男孩，之后未避孕，夫妻性生活正常，8年一直未孕。月经不规律，经期16天，经量少，色暗，无痛经，时有头晕、乏力，血压90/60 mmHg，便秘，2~3天1次。B超：子宫附件未见异常。左乳腺增生。舌苔暗白，脉沉细。妇科检查：子宫稍后倾位，余均正常。脉证合参，属肾虚血瘀不孕，予以补肾调经法治疗，连用3个月而孕，孕期平稳，顺产一女婴。

【按语】

本案体现了肾虚是不孕的主要原因，基于这个理论基础，补肾育胞调经是治疗不孕的基本大法，兼以活血化瘀、温通经脉以助早孕。方中当归、熟地、淫羊藿、补骨脂、枸杞、续断、杜仲、菟丝子补肾壮阳温胞宫、调冲任，促进女性生殖器的发育，促进排卵及黄体功能，补血通经；配以白术、茯神、紫石英、柴胡、益母草等健脾益气、燥湿利水、止汗安胎、安神凝志、镇静温宫、活血化瘀调经脉；甘草调和诸药为使。再予以穴位注射当归注射液、胎盘组织注射液，进一步促排卵、活血调经、补肾壮阳、温胞宫，促进早孕。观察78例受孕者，补血调经法确有补肾育胞、调经散寒、活血化瘀、促进早孕的作用，方法简单，费用低廉，为治疗不孕较令人满意的方法，值得临床推广。

【参考文献】

路臻，王宗繁. 补肾调经法治疗不孕不育症96例的临床研究 [J].中医临床研究，2014，6（7）：44，46.

盛拥辉不孕不育中医辨治

【名医简介】

盛拥辉，郑州医德佳医院中医妇科主任医师。

【经典名方】

宽带汤加味。

组成：党参30 g，白术12 g，巴戟天12 g，补骨脂12 g，麦冬12 g，五味子9 g，莲子9 g，肉苁蓉9 g，当归9 g，白芍15 g，杜仲9 g，熟地黄9 g，牛膝9 g，甘草6 g。

【学术思想】

病因病机：肾藏精、主生殖，任主胞胎，男女双方在肾气盛、天癸至、任通冲盛的条件下，女子月事以时下，男子精气溢泻，两性相合，便可媾成胎孕，可见不孕主要与肾气不足、冲任气血失调有关。中医认为五脏一体，在肾气盛、天癸至、任通冲盛的基础上，与其浑然一体的脏腑经脉也需功能正常。冲任隶属于阳明，且阳明脾胃是运化水谷精微之所，为后天之本、气血生化之源，故应时时顾护脾胃。另外，女子以肝为先天，且精血同源，临证亦应注意肝之调节疏泄功能对女性"血""阴"平衡的重要性，湿热、痰浊既为以上脏腑失衡的病理产物，亦为相应的病因，二者互为因果，治时应标本兼顾，扶正不忘祛邪。

【诊断思路】

不孕是指女子婚后夫妇同居1年以上，配偶生殖功能正常，未避孕而未受孕，或曾孕育过，未避孕且1年以上未再受孕，古称"全不产"。不孕的原因可能在女方、男方或男女双方。属女方因素约60%，男方因素约30%，属双方因素约10%。

【治疗方法】

1. 肾阴虚。肝藏血，肾藏精，交感乃泻肾精，肝气不开，则精不能泻。肾为肝母，母泻其精，不能滋养肝脏，故木燥乏水，燥火烁精，此火乃偏燥之火，出于肝木之中，而非真火，故肾愈虚，此阴虚火旺不能受孕。胞宫上系心包通于阳，下系命门通于阴，阴阳合和，则通于变化，或男或女，俱从此出。肾阴虚，阴阳失和，使人不嗣。治需大补肾水而平肝木，精旺则血旺，阴阳合和，精旺则胞宫易于摄精，血旺则胞宫易于承载，乃有子之道。临证遣方用药，可选用熟地、当归、白芍、山茱萸、杜仲、续断等，纯于填精，而兼以补血，精满则子宫易于摄精，血足则子宫易于容物。此外，治疗期间需心静神清，节欲养身。

2. 肾气虚。脾为后天之本，脾胃健则生精自易。脾胃之气生于两肾之内，充于脾胃之中。气宜升腾，不宜降陷，无肾之火气，则脾之气不能化，无肾之水气，则胃之气不能腾。只有肾中水火二气充盛，脾胃之气才能升腾不降。气升腾于上焦则脾胃健运，降陷于下则脾胃难以运化。故治必以补肾气为主兼补脾胃，使脾胃之气不复下陷，则生精自易，带脉气充，受孕无难。临证遣方用药，可选用黄芪、白术、人参、枸杞、巴戟天、熟地黄等，以益肾健脾，脾胃健运，气血充盛，则肾精亦足。阴精充盛，阳气易升，则脾胃之气不复下陷，带脉充盛。

3. 心肾阳虚。胞宫居于心肾之间，上系于心而下系于肾，心肾二火衰微，则胞宫寒凉，以致不孕，故温胞宫，必须温补心肾。胃土生于心火，脾土生于肾火，心肾二火衰微，则脾胃生化失司，无以腐熟水谷化生精微，以致无津液滋养胞胎，故治以温补心肾。心肾气旺火生，脾胃健运，胞宫得以温养，以有子。临证遣方用药，可选用肉桂、附子、巴戟天、白术、杜仲、怀山药、芡实等，以温补心肾。心肾之气旺盛，则心肾之火自生，胞宫居于心肾之间而寒气自散。肾之命门为脾之母，心包络为胃之母，心肾得温，其子脾胃亦无寒冷之虞，脾胃健运，则气血旺盛，带脉有力。

4. 脾胃气虚。带脉具有固护胎儿和主司妇女带下的作用。带脉宽舒则可载物胜任，带脉拘急，则力难承载。脾胃气虚则腰脐气闭，带脉拘急，所以不孕。脾失健运，运化失司，不能行水，水湿停聚，聚湿生痰，痰阻胞宫，不能受精。治宜补脾健胃，以泻水化痰，宣利腰脐之气，宽舒带脉，不难孕育。临证遣方用药，可选用白术、莲子、麦冬、补骨脂、杜仲、肉苁蓉、白芍、五味子等，以大补脾胃气血。白芍、五味子酸收，看似有加重带脉拘急之虞，然带脉之急乃气血两虚所致，血虚则缩而不伸，气虚则挛而不达，故白芍、五味子反解带脉之急。

5. 肝气郁结。肝木不舒，下克脾土，以致腰脐气闭，不能通任达带，带脉之气闭塞，则胞宫之门亦闭，不能孕育胎儿。治以解郁为主，肝郁得解，脾气得宣，则心肾之气亦舒，所以腰脐利、任带通达而有孕。临证遣方用药，可选用白芍、香附、当归、白术、牡丹皮、茯苓等，以解肝气之郁，宣脾气之困，肝脾得宣，则腰脐利而任带通达，胞胎之门自启。

【治疗绝技】

宽带汤治疗不孕不育，临床辨证加减，疗效颇佳。

【验案赏析】

患者，女，33岁，2014年7月18日初诊。患者有慢性浅表性胃炎病史，婚后试孕4年无效，自诉配偶检查未见明显异常，无孕育史。近3个月自觉环腰紧束不适，少腹急迫，宽衣后仍不能减轻，苦不堪言。纳少、腹胀、便溏，舌体胖大、有齿痕，舌色淡、苔薄，脉细濡。中医辨证为脾虚、带脉不利，治则以补脾健胃、益肾宽带为主，方用宽带汤加味：党参30 g，白术12 g，巴戟天12 g，补骨脂12 g，麦冬12 g，五味子9 g，莲子9 g，肉苁蓉9 g，当归9 g，白芍15 g，杜仲9 g，熟地9 g，牛膝9 g，甘草6 g。7剂，水煎服，每日1剂，早晚2次温服。

2014年7月26日二诊：诉腰间紧束不适较前减轻，夜眠欠佳，二便调，舌体胖大、色淡、苔薄，脉濡。汤药五味子、白芍减量，加解郁安神之品。改方：党参24 g，白术12 g，巴戟天12 g，补骨脂12 g，麦冬12 g，五味子6 g，莲子9 g，肉苁蓉9 g，当归9 g，白芍12 g，杜仲9 g，熟地9 g，牛膝9 g，甘草6 g，郁金15 g，合欢花15 g。依前法继服7剂。嘱患者畅情志，节欲养身。

2014年8月4日三诊：无腰间紧束不适，舌淡、苔薄白，脉濡。继以"补脾健胃，益肾宽带"为基本治疗原则，随证加减治疗2月余。2014年11月15日因月经未至，随即查尿妊娠试验阳性。于2014年11月16日行妇科彩超检查，提示宫内妊娠，孕囊约30 mm×25 mm，见原始胎心搏动，如孕6周，并于2015年8月21日顺利产下一女，母女平安。方中白术、莲子、党参、当归、麦冬等健运脾胃；肉苁蓉、巴戟天、补骨脂、杜仲、熟地等补肾固本；白芍既缓带脉之急，又平肝木，使脾土得健，气血盛，亦缓带脉之急，故不难孕育。

【按语】

不孕不育是妇科常见病、多发病，也是疑难病之一。临床上许多疾病都可引起不孕，所以在治疗时，应先明确是否存在闭经、月经不调、崩漏、带下、癥瘕等原发疾病，辨病与辨证相结合，利用现代医学检测手段，查清不孕的病因，明确诊断后再用中医的辨证论治法进行治疗，才会收效。不孕的病因复杂、证型多变，临证主要依据月经的变化、带下病的轻重程度，其次依据全身症状及舌脉，进行综合分析，明确脏腑、气血、寒热、虚实，以指导治疗。治疗方法变化多样，灵活变通，随证施治，标本兼顾，治疗重点是温养心肾、调理气血，使经调病除，则胎孕可成。除口服药物外还可结合多种途径治疗，外用药起到了内病外治的作用，较单纯口服中药疗效提高。治疗不孕应男女双方同查同治，注意配偶是否精壮；男性不育，应根据具体情况，辨证与辨病相结合。此外，还需情志舒畅、房事有节，以利于成孕。

【参考文献】

盛拥辉. 不孕不育症的中医辨治经验［J］. 中国中医药现代远程教育，2016，14（7）：128-130.

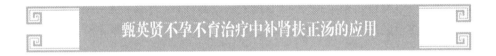

甄英贤不孕不育治疗中补肾扶正汤的应用

【名医简介】

甄英贤，河北省计划生育科学技术研究院中医妇产科主任医师。

【经典名方】

自拟补肾扶正汤。

组成：黄芪、贯众、当归各 20 g，赤芍、丹参、茯苓各 15 g，菟丝子、红花、牡丹皮、白术、枸杞子、山药各 10 g，紫河车、防风、甘草各 5 g。

调护：若患者存在肾阳虚证，则加地黄 15 g、巴戟天 15 g、麦冬 10 g、女贞子 10 g；若患者存在脾胃虚弱及肾阳虚证，则加巴戟天 10 g、肉桂 5 g。

【学术思想】

目前，不孕不育已经是比较常见的临床疾病之一，对患者的心理健康和家庭幸福造成了不良的影响。导致患者出现不孕不育的原因较多，其中女性患者常见的患病原因为代谢异常、营养障碍、先天性因素、内分泌因素、卵巢因素、子宫因素、宫颈因素、阴道因素等；男性患者常见的患病原因为性功能障碍、内分泌障碍、免疫因素、精子运送受阻、精液异常等。治疗不孕不育的方法较多，其中西药的应用较为广泛，但是西药治疗并不能达到理想的疗效，复发率高，且对患者的不良反应较大。中医认为，导致患者出现不孕不育的主要原因是肾虚，主要是感染或损伤、冲任失调、湿热毒邪侵入所致，因此，治疗的关键是对患者的免疫功能进行调节。本文的补肾扶正汤，其中的茯苓、山药具有补肾健脾的作用，其在抗缺氧、抗凝聚、抗自由基中的应用效果较好；白术、黄芪则可健脾益气，利于患者机体免疫力的提高；紫河车、菟丝子、枸杞子可补肾益精；防风则具有抗过敏的作用；甘草则具有清热解毒的作用。以上药物联合使用，可以达到扶正祛邪、温肾补精的效果。

【诊断思路】

不孕是指育龄夫妇保持同居关系 1 年以上，且未采取任何避孕措施，但仍未怀孕；不育是指成功受孕，但是由于某种原因出现流产及死胎的情况。

【治疗绝技】

补肾扶正汤具有温肾补精、扶正祛邪的作用，其在不孕不育中的应用效果较好，可以促进抗精子抗体向阴性转变，提高女性的受孕成功率，对患者及其家属生活的改善十分有益。因此，补肾扶正汤值得在不孕不育患者的治疗中推广应用。

【参考文献】

甄英贤. 不孕不育症治疗中补肾扶正汤的应用及观察［J］. 中西医结合心血管病电子杂志，2016，4（14）：118－119.

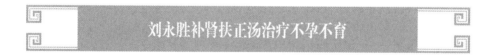

刘永胜补肾扶正汤治疗不孕不育

【名医简介】

刘永胜，焦作市第四人民医院中医内科主任医师。

【经典名方】

自拟补肾扶正汤。

组成：当归 20 g，茯苓 15 g，丹参 15 g，黄芪 20 g，赤芍 15 g，红花 10 g，山药 10 g，白术 10 g，枸杞子 10 g，紫河车 5 g，防风 5 g，贯众 20 g，甘草 5 g，牡丹皮 10 g，菟丝子 10 g。

【学术思想】

造成不孕不育的因素较多，包括男性性功能障碍、精液异常，女性生殖系统问题、内分泌因素等，不过多与免疫因素有关。西药方面会应用免疫抑制剂对症治疗，能抑制产生抗精子抗体，改善不孕不育状况，不过该方法治疗周期长，长时间用药会出现较多并发症，或是停药后反复，进而降低妊娠有效率。而中医认为，该病的产生主要与肾虚有关，其病机是损伤或感染造成湿热毒邪入侵、冲任失调，所以在治疗上当以补肾益精、活血化瘀、补益气血、健脾益肾等为主，最终才能达到扶正固本的效果，增强患者的机体免疫力和生殖能力，提高妊娠有效率。补肾扶正汤有扶正祛邪、益气养血、温肾补精功效，药方中的茯苓和山药有补脾益肾作用；赤芍、丹参、牡丹皮、当归有活血化瘀作用；白术、黄芪有健脾益气作用；枸杞子、紫河车、菟丝子有补肾益精作用；红花有祛瘀止痛、活血通经作用；贯众有清热解毒作用；防风有祛风解表作用。现代药理学认为该药方中的药物具有抗自由基、抗缺氧、抗凝集、抗变态反应，以及兴奋子宫功能、消炎止血等作用，能对患者的免疫功能进行调节，进而提升男性精子质量、女性生殖功能，促进成功妊娠。此次研究中，经过治疗，研究组女性患者的 PRL、FSH、LH 明显低于常规组，E_2 明显高于常规组，组间差异有统计学意义；研究组男性患者的 T 和精子数量均明显高于常规组，组间差异有统计学意义。由此说明，补肾扶正汤对于不孕不育有着良好的疗效，能达到祛邪匡本、标本兼治的效果，能促进患者抗精子抗体转阴，提高女性成功受孕率，为提高患者家庭幸福感奠定基础。

【诊断思路】

不孕不育的患者越来越多，给其家庭幸福感造成了严重影响。该病可分成 2 种，其中不孕是女性有超过 1 年的正常夫妻关系，而未发生妊娠的情况，而不育是女方受孕后，由于多种因素发生胎停或流产的情况。临床中发现该病的产生多与自身免疫有关，所以西医主要是服用免疫调节的药物，但是难以达到理想效果，还容易复发。而中医认为该病与肾虚有关，在临床中应用补肾扶正汤治疗。

【治疗方法】

常规组患者口服西药治疗，包括维生素 C 片，每次 100～200 mg，每天服用 3 次；维生素 E 片，每次 100 mg，每天服用 2 次；泼尼松片，每次 5 mg，每天服用 2 次。1 个疗程为 3 个月，治疗 1～2 个疗程。研究组患者口服西药的同时，应用补肾扶正汤加减治疗。另外，湿热型患者，加用黄柏 10 g、茵陈 15 g，白术加量到 15 g；脾胃虚弱兼肾阳虚型患者，加用党参 5 g、肉桂 5 g、巴戟天 10 g；肝肾阴虚型患者，加用女贞子 10 g、麦冬 10 g、熟地黄 15 g。将药物加入清水煎煮，去药渣，取汤汁，每天早晚各服用 1次，每天 1 剂。1 个疗程为 3 个月，治疗 1~2 个疗程。分别对两组患者治疗前后内分泌指标、男性精子情况进行检测，包括催乳素（PRL）、卵泡刺激素（FSH）、黄体生成素（LH）、血清睾酮（T）、雌二醇（E_2）、抗子宫内膜抗体（EMAb）、抗心磷脂抗体（ACA）、抗精子抗体（AsAb）。

【治疗绝技】

不孕不育的治疗中补肾扶正汤的疗效显著，能有效提升女性成功受孕概率，值得推广应用。

【参考文献】

刘永胜. 探讨补肾扶正汤治疗不孕不育症的临床疗效［J］. 数理医药学杂志，2021，34（7）：1051-1052.

沈旸中医辨证治疗不孕不育

【名医简介】

沈旸，南京市秦淮中医院主任医师。

【学术思想】

现代医学认为，女性从受孕至正常分娩的整个过程都不可避免会遭受诸多因素的干扰和影响，这些因素有女方的，也有男方的，如女性输卵管的畅通状况、机体能否产生相应的免疫性抗体、机体的内分泌功能状况、子宫的着床条件如何及日常饮食与营养状况等；男性精液质量与数量、性功能状况及输精管是否出现阻塞等，当前医学上在不孕不育治疗方面的研究报道不一。不孕不育的主要治疗原则在于纠正患者阴阳偏盛、维持机体精血充盈及调节患者的气血平衡。

【诊断思路】

女性排卵功能障碍及男性精子质量下降是导致不孕不育的常见因素。中医辨证分型可将不孕不育分为 5 种类型，即阴虚火旺型、湿热蕴结型、瘀血阻络型、脾肾虚弱型及阳虚痰浊型等。

【治疗方法】

通过中医辨证分型，对各类不孕不育患者施以针对性治疗。①瘀血阻络型，治疗原则为滋阴补阳及活血化瘀，方剂组成：木香 6 g，延胡索 10 g，山药 10 g，红花 10 g，桃仁 10 g，赤芍 10 g，白芍 10 g，当归 10 g，红藤 20 g，川断 20 g，丹参 20 g；②湿热蕴结型，应治以滋阴养血与清热利湿，方剂组成：茵陈 30 g，马鞭草 30 g，土茯苓 30 g，红藤 30 g，僵蚕 15 g，败酱草 30 g 及丹皮、当归、黄柏与知母各 10 g；③脾肾虚弱型，治疗以补肾健脾益气为法，方剂组成：熟地 15 g，肉桂 6 g，菟丝子 10 g，杜仲 12 g，仙茅 10 g，淫羊藿 18 g，炙黄芪 30 g，潞党参 30 g，炒白术 10 g，当归 15 g，赤芍 10 g，白芍 10 g，川芎 10 g，大枣 10 g，升麻 6 g，炙甘草 6 g；④阳虚痰浊型，其治疗应注意健脾化湿与补肾温阳，方剂组成：怀山药 20 g，紫石英、薏苡仁及法半夏各 15 g，淫羊藿、山楂、炒白术、丹参、巴戟天、茯苓、党参及菟丝子各 12 g；⑤阴虚火旺型，治疗原则为滋阴降火，方剂组成：生甘草 6 g，丹参 15 g，怀山药 20 g，山萸肉、枸杞子及龟板胶各 12 g，红花、茯苓、丹皮、赤芍、白芍、女贞子及生地各 10 g。

【治疗绝技】

通过中医辨证分型对不孕不育患者进行针对性的临床治疗，效果显著，能有效促进患者康复，表现出较高的临床推广价值。

【参考文献】

沈旸 . 探讨中医辨证治疗不孕不育的临床疗效 ［J］. 临床医药文献电子杂志，2017，4（73）：14417，14419.

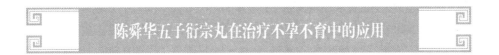

陈舜华五子衍宗丸在治疗不孕不育中的应用

【名医简介】

陈舜华，海东市乐都区妇幼保健计划生育服务中心副主任医师。

【经典名方】

五子衍宗丸。

组成：菟丝子 30 g，五味子 10 g，覆盆子 10 g，枸杞子 15 g，车前子（包）10 g，淫羊藿 20 g，巴戟天 10 g，党参 15 g，黄芪 30 g，陈皮 6 g。

原文：性温但不燥不峻，是滋补肝肾、填精益髓的要方，久用无不良影响。

【验案赏析1】

患者，男，31岁，2013年3月18日就诊。主诉：结婚2年，其妻未孕。追问下得知：婚前色欲过度及手淫致阳物不举，腰膝酸软，畏寒，精神差，心烦郁闷，时有失眠、头疼头晕症状，舌苔淡白，脉弦细无力。诊断：阳痿。治法：温补肾阳。方药：菟丝子30 g，五味子10 g，覆盆子10 g，枸杞子15 g，车前子（包）10 g，肉桂（冲）3 g，干姜10 g，鹿角霜15 g，党参30 g，制首乌25 g。10剂，水煎服。

2013年3月30日二诊：诉腰膝酸软症状明显改善，睡眠好转，晨有勃起。效不更方，原方加茯神10 g，20剂，水煎服。

2013年4月28日三诊：诉所有症状消失，勃起正常，疾病治愈。2013年7月6日患者告知，其妻已有2个月身孕。

【按语】

阳痿是成年男子未达到性欲衰退期，临行房时阳具不能勃起或勃起不坚，不能完成正常性交的一种常见病，故而导致对方不孕。阳痿按发病原因不同分为功能性和器质性，大多数为功能性病变；按表现程度不同分为完全型和不完全型。阳痿之病名中西医通用，中医认为其病因在肝肾。肾为先天之本，主生殖、司二阴，肝藏血主精，肝经之脉绕生殖器。其致病因素为情志内伤、湿热、虚损等。中医治疗以疏肝解郁、益气、温补肾阳为基本治则。以五子衍宗丸为基本方化裁治疗该疾病33例，均取得非常满意的效果。

【验案赏析2】

患者，男，31岁，2014年1月8日初诊。主诉：同居4年未育，其妻妇科检查及月经周期均正常，夫妻性生活正常。平素倦怠乏力、食少、小便可、大便不成形、睡眠欠佳，舌苔淡白，脉弦细无力。2014年1月3日精液常规检查示精液色乳白，黏稠度适中，石灰味，量2.0 mL，精子计数28×10^6/mL，精子活力A级11%，B级18%，C级22%，D级48%。诊断：少精弱精症。宜补肾填精，益气健脾。方药：菟丝子30 g，五味子10 g，覆盆子10 g，枸杞子15 g，车前子（包）10 g，淫羊藿20 g，巴戟天10 g，党参15 g，黄芪30 g，陈皮6 g。15剂，水煎服。

2014年1月20日二诊：诉倦怠乏力明显好转，纳食增加，大便成形、软。效不更方，原方加益母草15 g，15剂，水煎服。

2014年2月9日三诊：诉无明显不适症状，复查精液常规：精液色乳白，黏稠度适中，量2.0 mL，精子计数32×10^6/mL，精子活力A级18%，

B级30%，C级25%，D级27%。再服上方15剂。2015年4月16日患者告知其妻已孕40余天，并于2015年1月顺产一女婴。

【按语】

少精弱精是导致男子不育的常见原因之一，属于中医学"精冷精少"的范畴。朱丹溪认为"精虚脉弱不能成胎"，《医方集解》："无子皆由肾冷精衰"。中医学认为，精子数量减少，提示肾精不足；精子成活率低或运动能力差，表明肾气亏虚。该病主要病变在肾，肾气盛、精子溢则有子；精气衰、精少而生殖功能衰退。少精弱精症的病机主要是肾气虚弱、精血不足。精子的生成有赖于肾精的滋养，肾阳的温煦。治疗少精弱精症多采用补肾填精为治疗大法。以五子衍宗丸为基本方化裁治疗少精弱精症40例，临床效果令人满意，值得同行借鉴。

【验案赏析3】

患者，女，28岁，农民，2014年3月8日初诊。主诉：结婚2年未避孕而未孕。月经量少色淡，腰膝酸软，少腹冷痛，白带清稀量多。妇科检查：子宫偏小，双侧附件未见异常，输卵管通畅；B超：子宫大小35 mm×35 mm×40 mm，其他未见异常。诊断：不孕。治法：填补肾精，温阳暖宫。用五子衍宗丸加减治疗：菟丝子30 g，五味子10 g，覆盆子10 g，枸杞子15 g，车前子（包）10 g，神曲15 g，焦山楂15 g，延胡索15 g。10剂，水煎服。

2014年3月20日二诊：腰膝酸软症状明显减轻，唯有少腹冷痛。方药：菟丝子30 g，五味子10 g，覆盆子10 g，枸杞子15 g，车前子（包）10 g，炒小茴香10 g，枳壳10 g，台乌药8 g。10剂，水煎服。

2014年4月2日三诊：月经来潮，量正常；B超检查：子宫大小55 mm×45 mm×40 mm，其他未见明显异常。待孕，随诊。2014年6月怀孕，2015年3月剖腹产一男婴。

【按语】

中医学认为："女子七岁肾气盛，齿更发长；二七而天癸至，任脉通，太冲脉盛，月事以时下，故有子；三七肾气平均，故真牙生而长极；四七筋骨坚，发长极，身体盛壮。"由此可见肾对于女子不孕不育的重要性。对于肾虚宫寒、冲任失调导致的不孕，治宜填补肾精、温阳暖宫。以五子衍宗丸为基本方化裁治疗妇科不孕不育57例，临床效果令人满意。

【验案赏析4】

患者，女，31岁，2015年6月8日初诊。结婚7年，曾流产5次，均在孕55～70天发生流产，染色体检查无异常。今又孕50天，始见腰酸，带下绵绵，见少量血丝，B超检查见胎芽组织及原始心血管搏动。恐再次流产，前来求治。脉细沉滑，两尺细弱，舌白苔薄。诊断：滑胎。治法：补肾固胎。方药：菟丝子40g，五味子10g，覆盆子10g，枸杞子10g，车前子（包）10g，补骨脂10g，桑寄生10g，川断10g，生白芍30g。5剂，水煎服。嘱卧床休息。

2015年6月15日二诊：腰酸软症状消失，带下减少，未见血丝。再服上方4剂，继续卧床休息。

2015年6月20日三诊：诸症消失，精神状况良好。足月顺产一男婴。

【按语】

习惯性流产中医学称为"滑胎"，由脾肾虚弱、气虚、血热或外伤引起，若由脾肾虚弱引起，可以用五子衍宗丸治疗。月事脉系肾，肾载胎，故滑胎可治以补肾填精。治疗：五子衍宗丸有较好的滋肾作用，故临床遇到脾肾虚弱导致的滑胎，选用五子衍宗丸补肾填精以固胎，能达到较好的安胎之效。

【参考文献】

陈舜华. 五子衍宗丸在治疗不孕不育中的应用［J］. 中国现代药物应用，2017，11（11）：186－187.

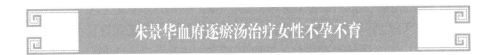

朱景华血府逐瘀汤治疗女性不孕不育

【名医简介】

朱景华，商丘市第三人民医院妇产科主任医师。

【经典名方】

血府逐瘀汤（出自《医林改错》）。

组成：生地黄25g，当归20g，川牛膝、红花、赤芍、桃仁各15g，枳壳、柴胡、川芎各12g，甘草6g。

【学术思想】

不孕不育发病机制较为复杂，有免疫系统异常之说、抗精子抗体阳性之说、排卵功能障碍之说等，不同病因采取不同的用药方案。目前临床治疗女性不孕不育主要以促排卵药物为主，如枸橼酸氯米芬，是临床常见的抗性激素药物，主要是通过竞争性地对下丘脑雌激素受体进行刺激，促进卵泡刺激素、黄体生成素分泌，以诱导卵泡发育，从而达到治疗不孕不育的目的，适用于无排卵、黄体功能不足引发的女性不孕不育。中医认为女性不孕不育有先天性与后天性之分，根本在于阴虚，肾气不足是导致该疾病发生的关键所在，肾脏虚弱致使阴阳失衡，加之受外邪、饮食不节、产后不洁等多因素影响，致使邪毒侵入胞宫，影响冲任，使气血失和，造成肾虚血瘀，最终引发不孕不育。建议治疗以补益肝肾、活血行气为主。血府逐瘀汤中生地黄甘、寒，有清热凉血、生津功效；当归温、甘，具有补血、调经止痛功效；川牛膝主要功效为活血通经、祛风除湿；红花活血通经、止痛化瘀；赤芍具有活血、凉血功效；桃仁活血化瘀；枳壳行气；柴胡具有疏肝、升阳作用；川芎主要作用为活血行气，常与红花、赤芍配伍；甘草具有止痛、祛痰、补脾益气功效。诸药协同起补血、活血行气、疏肝作用。

【诊断思路】

女性不孕不育原因较多，如排卵功能障碍、免疫系统异常、抗精子抗体阳性等，除了影响患者身心健康外，还可能导致其家庭不和谐。中医认为不孕不育主要由机体血行不畅引起，治疗以活血行气为主。

【治疗方法】

对照组采取常规西药治疗，己烯雌酚片口服，0.5 mg/d，每日1次，月经周期第5天开始服用；枸橼酸氯米芬口服，50 mg/d，每日1次，月经周期第5天开始服用。观察组给予血府逐瘀汤治疗，每日1剂，分2次服，150 mL/次。1个疗程为3周，两组患者均治疗1个疗程。观察指标：①治疗前、治疗后内分泌检查结果；②治疗期间不良反应情况；③怀孕率。疗程结束后随访12~15个月，观察和记录两组患者怀孕率。

【治疗绝技】

观察组治疗后FSH较治疗前、对照组明显降低，E_2较治疗前、对照组明显升高，差异有统计学意义（$P<0.01$），提示血府逐瘀汤能有效调整内分泌水平，促进排卵，进而提高怀孕率，且无明显不良反应，值得临床进一步研究。

【参考文献】

朱景华. 血府逐瘀汤对女性不孕不育患者怀孕率的影响［J］.医药论坛杂志，2015，36（9）：67-68.

杨利芳自拟中药促排方治疗无排卵性不孕不育

【名医简介】

杨利芳，平乡县人民医院主任医师。

【经典名方】

自拟中药促排方。

组成：柴胡、川芎、乌药、益母草、当归、川牛膝、菟丝子、泽兰。

【学术思想】

排卵障碍是导致不孕的常见原因，无排卵性不孕在妇科临床上十分常见。枸橼酸氯米芬经济、安全，是第一个用于诱导排卵的药物，且因其较好的应用效果，至今仍被作为一线促排药物。中医在调整月经周期、内分泌紊乱，改善卵巢功能等方面有大量临床经验。中医理论认为，利用月经周期的不同阶段，应用活血化瘀、温阳滋阴、补肾养血药物，调节患者生殖功能，改善气血失调状况，对于促进排卵有重要作用，且不良反应少，安全性高。

【诊断思路】

不孕发病率在全球范围内逐年上升，已成为妇科常见病之一，其中25%~30%为无排卵性不孕。内分泌紊乱、卵巢功能障碍等均能导致排卵障碍，从而引起不孕。研究表明，内服中药对于调整内分泌、卵巢功能均有较好的效果。

【治疗方法】

患者自撤退性出血或月经第3~5天开始口服枸橼酸氯米芬治疗；加用我院自拟中药促排方治疗，行经期间服用柴胡、川芎、乌药、益母草、当归、川牛膝、菟丝子、泽兰，卵泡期加用柴胡、川断、当归、淫羊藿、枸杞子、菟丝子、炙何首乌、女贞子，接近排卵期给予红花、桃仁、丹参、香附、当归、枸杞子、淫羊藿、益母草等促排；排卵后给予何首乌、女贞子、枸杞子、肉苁蓉、当归、菟丝子、紫石英、熟地黄、杜仲等。B超监测患者内膜厚度、卵泡发育情况。

【治疗绝技】

本次研究结果证实，中药分阶段促排治疗，可提高排卵率，改善患者雌二醇、黄体酮水平，促进子宫内膜生长，排卵日子宫内膜厚度增加，有明显优势，值得临床推广。

【参考文献】

杨利芳．中药促排治疗对无排卵性不孕不育患者的临床影响观察［J］．实用妇科内分泌电子杂志，2018，5（2）：67-68．

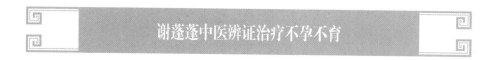

谢蓬蓬中医辨证治疗不孕不育

【名医简介】

谢蓬蓬，广州市妇女儿童医疗中心中医妇科主任医师。

【学术思想】

不孕不育分为原发性不孕不育及继发性不孕不育。不孕不育还可以分为女性不孕及男性不育。其中女性不孕有排卵障碍型、双侧输卵管不通畅型、黄体功能不全型等；男性不育可以分为无精子型、少精子型、精子活性差型等。中医辨证治疗，其中排卵障碍型患者出现腹胀便秘、胸闷犯恶、全身乏力、嗜睡多梦、白带增多，并出现闭经的症状，应祛湿化痰、活血通络，调节患者气血，从而使患者可以自主排卵；双侧输卵管不通畅型的患者出现形体消瘦、头晕、血压偏低、心悸失眠，月经期血量少或淋漓不断，脉细无力，两侧小腹出现隐隐的疼痛等症状，需益气补血、补肾散寒、化湿；黄体功能不全型不孕需益气补血、补肾固本；无精子型、少精子型、精子活性差型需提肺补肾、消炎化湿。

【治疗方法】

1. 排卵障碍型不孕的治疗方法：西医方面常见病因为用药维持月经，停药后会出现闭经的情况，从而导致不孕；中医方面常见病因为宫寒，使用活血化瘀药治疗，仍然出现不孕。妇女由于痰湿气机被阻遏，从而导致肝胆出现疏泄失常的情况。肝脏的瘀堵作用在少腹，卵巢在少腹，从而影响患者的排卵功能。在祛痰利湿的同时进行疏利三焦。使用香附、郁金调理患者的肝气，使用白术、车前子、云苓、滑石粉、半夏、苍术、通草达到化痰健脾利湿的目的，使用寄生、杜仲、狗脊起到补肾化湿的作用。

2. 双侧输卵管不通畅型不孕的治疗方法：中医认为患者出现输卵管堵塞，病因有炎症，或失血过多，从而导致输卵管得不到血液的滋养，形成粘连，造成不孕。在治疗中使用菟丝子、首乌、淫羊藿、覆盆子、枸杞等起到补肾散寒的作用，使用香附、柴胡起到疏肝的作用，使用薏苡仁、云苓起到化湿的作用，使用太子参、黄芪、阿胶起到益气补血的作用，调节患者的气血，从而缓解输卵管粘连的情况。

3. 黄体功能不全型不孕的治疗方法：有些患者经过西医的黄体酮治疗，黄体正常后，仍然不能怀孕。有些患者经过中医温补性治疗后，出现体型发胖，造成排卵功能障碍，在临床上出现形寒肢冷、面色苍白、精神不振、腰膝酸冷、脉沉细的表现。肾主封藏，患者的肾气不足，导致出现肾气不守，从而造成封藏失职，患者的肾、冲任功能紊乱，从而形成月经失调。在治疗中患者需要益气补血、补肾固本。使用白术、当归、党参、白芍、黄芪、熟地黄、阿胶、川芎起到益气养血的作用，使用寄生、杜仲、龟板、川断、狗脊起到补肾固本的作用。

4. 无精子型、少精子型、精子活性差型等不育的治疗方法：有些患者使用西医的激素刺激法，但仍然不育。中医认为生殖与肾气有重要的关系。患者出现失眠健忘、咽干口燥、阳痿早泄、小便频繁、易怒多梦等，在治疗中需要提肺补肾、消炎化湿。在药方中使用百合、沙参起到提肺补气的作用，使用山药、熟地黄、丹皮、泽泻起到滋阴补肾的作用，使用龙骨、牡蛎起到潜阳的作用，使用白茅根、金银花、地骨皮起到清热凉血的作用。

【参考文献】

谢蓬蓬，陈晶晶. 中医临床辨证治疗不孕不育症实践及解析 [J]. 实用医技杂志，2018，25（1）：105 - 106.

陈桂敏教授中医药辨治不孕不育

【名医简介】

陈桂敏，海南医科大学中医学院教授，研究生导师。

【学术思想】

中医认为，不孕主要责之肾、肝、脾功能失调，其病机主要为肾虚、肝郁、痰湿、血瘀四种。根据对不孕者生理、病理特点的分析，中西医一致认为女子不孕首重调经，调经之道在于详审月经周期之节律。

【诊断思路】

不孕是指婚后同居，有正常性生活，未避孕达 1 年以上且未能怀孕。根据婚后是否受过孕又可分为原发性不孕和继发性不孕，原发性不孕指从未妊娠过；继发性不孕指曾有过妊娠，以后 1 年以上未避孕且未再妊娠。不孕近年来不单单是医学问题，业已成为一个新的社会问题。

【治疗方法】

不孕不育的治疗方面中医药确有独特优势。

1. 肾虚型。肾虚型妊娠的机制：肾气盛，天癸成熟，任通冲盛，月事以时下，两精结合而受孕。肾藏之精为先天之精，是人体生长发育与生殖的物质基础，为生殖之本，天癸之源，精血互生以致任通冲盛、月经以时下；肾精也是卵子发育成熟所需的基本物质，精又能化气，肾气是排卵的内在动力，故肾精是肾气的物质基础，肾气是肾精的功能体现。若禀赋不足，肾精气亏虚则冲任亏虚、气虚失调而致不孕。补肾调周是治疗生殖系统疾病的重要法则，根据病情，选用温肾助阳、滋肾养阴、育阴潜阳、阴阳并补等法则辨证论治。①肾阳虚型，多见婚久不孕、月经后期、量少色淡，或月经稀发，闭经，面色晦暗，腰酸腿软，性欲淡漠，小便清长，大便不实，舌淡苔白，脉沉细或沉迟。肾阳虚多见于现代医学的无排卵，黄体功能不全，黄体酮分泌不足，基础体温单相或不典型双相、月经后期每呈阶梯形上升但不稳者的不孕。治法：温暖子宫，祛除寒邪，补气养血，调补冲任以益肾，提高雌激素水平，促排卵，健黄体。方药：毓麟珠加减。当归、熟地、白芍、川芎、人参、白术、茯苓、炙甘草、菟丝子、川椒、紫石英、紫河车、淫羊藿、鹿茸、香附。病症方药分析：先天肾气不足、冲任气血失调即难成胎。肾阳不足，命门火衰，不能温暖脾阳以化气行水，寒湿滞于冲任，湿壅胞脉不能摄精成孕；或经期摄生不慎，涉水感寒，寒邪伤肾，损及冲任，寒客胞中不能摄精成孕。毓麟珠出自张景岳的《景岳全书·妇人规·子嗣类篇》，张氏在篇中论述了孕育的机制及不孕的证治，在学术思想上重脾肾，提出"调经种子之法，亦惟以填补命门、顾惜阳气为之主，然精血之都在命门，而精血之源又在二阳心脾之间"。原方由十二味药物组成：人参、白术、茯苓、炙甘草、当归、川芎、白芍、熟地、菟丝子、杜仲、鹿角霜、川椒。当归、熟地、白芍养血填冲，充盈血海；人参、白术、茯苓、炙甘草调补后天以补先天；菟丝子、川椒、紫石英、淫羊藿、鹿茸温暖子宫，补肾壮阳，健全黄体以助孕；川芎、香附行气活血通经，改善子宫局部微循环，为受精卵着床营造一个理想内环境。服药一段时间月经周期建立，使基础体温从单相转为双相，排卵功能正常，自能经调受孕。②肾阴虚：多见婚久不孕，月经先期、量少、色红无血块或月经尚正常，形体消瘦，腰腿酸软，头昏眼花，心悸失眠，性情急躁，口干，五心烦热，午后低热，舌偏红、苔少，脉细数。肾阴虚多见于现代医学的卵巢早衰、高龄求孕和免疫性不孕者。治法：滋阴养血，调冲益精。方药：养精种玉汤（熟地、当归、白芍、山萸肉）合二至丸加减。病症方药分析：肾脏阴液不足的证候多为久病伤肾；或禀赋不足，房事过度；或过服温燥劫阴之品所致。现代医学认为肾阴虚为供给中枢神经、泌尿生殖系统的营养物质不足。养精种玉汤来源于《傅青主女科》卷上，由《太平惠民合剂局方》四物汤去川芎加山萸肉而成。二至丸来源于《医方集解》，是补养之方剂，组成：女贞子、墨旱莲各等份以滋肾养血；黄精滋肾阴以填精；龟甲、鳖甲、紫河车、鹿角霜等血肉有情之品以补精血，不用此类药物不能滋其久亏之精也；青皮、穿山甲理气活血以调经，疏通胞络，创造受孕条件。

2. 肝郁型：这种情况常是多年不孕，失眠多梦，心烦易怒，经期先后不定，经来腹痛，行而不畅，量少色暗，有小血块，甚至闭经，经前乳房胀痛，精神抑郁，烦躁易怒，舌质正常或暗红，苔薄白，脉弦。肝郁多见于现代医学的月经先后不定期、排卵不畅或不排卵以致不孕者。治法：养血疏肝，理气解郁，调经种子。疏肝养肝是治疗妇科疾病的一个重要方法，故有"调经肝为先，疏肝经自调"的说法。方药：开郁种玉汤加减。酒炒白芍、酒炒香附、当归、白术、茯苓、天花粉、炙甘草、醋柴胡、郁金、青皮、降香、穿山甲、路路通、王不留行、皂刺。病症方药分析：不孕患者多经历复杂，或多年治疗不孕未果，或几番流产，或辅助生育多次不成功，造成情绪低落、忧闷焦虑，使个人产生巨大心理压力，对下丘脑—垂体—卵巢轴产生负效应，从而抑制排卵，影响精卵结合。肝藏血、主疏泄，藏血不足则子宫内膜偏薄，子宫内膜发育正常是着床的必要条件，而内膜发育和生长受到雌孕激素的控制；气机不畅，则血也随之而瘀，所以排卵不畅或不排卵以致不孕。开郁种玉汤来源于《傅青主女科》卷上，解肝、脾、心、肾四经之郁，开胞胎之门。方中茯苓、当归、白芍、白术健脾疏肝养血；醋柴胡、香附、郁金、青皮、降香、穿山甲、路路通、王不留行、皂刺疏肝通络以促排卵。

3. 痰湿型：多见婚后久不受孕，形体肥胖，经行延后，或月经稀发，甚或闭经，带下量多，质黏稠，面色㿠白，头晕心悸，胸闷犯恶，苔白腻，脉滑。痰湿型多见于现代医学的多囊卵巢综合征不孕妇女。治法：健脾益气，化痰散结，祛湿解郁。方药：苍附导痰汤。苍术、香附、陈皮、姜半夏、茯苓、白术、南星、黄芪、枳壳、竹茹、全瓜蒌、地龙、泽兰、桂枝、鹿角霜、牛膝、甘草、生姜。病症方药分析：脾气虚弱，化源不足，宜补益脾胃，补中益气，升阳举陷；脾胃不和，胃气上逆，宜降逆止呕。脾虚夹湿，痰湿内阻，升降失控，清阳不升，故患者头晕心悸，胸闷犯恶；脾虚湿困，故腹胀；湿热下注，故白带多、质黏稠；苔白腻、脉沉滑亦为痰湿内蕴之征象。痰湿壅盛，脂膜堵塞，子宫内膜生长缓慢或不长乃致经脉不通之闭经，卵巢多囊样改变而见不到优势卵泡导致不孕。苍附导痰汤可治虚实夹杂之病证，其证脾虚、阳气不足为本，痰阻气滞为标。苍附导痰汤方以二陈汤为基础，意在健脾化湿、和胃化痰。脾健方可化痰湿，痰湿得化，气机畅达，则血脉调和；苍术燥湿醒脾；枳壳、香附理气散结以开胸胁之痰；南星辛烈，专走经络；配泽兰、桂枝，协二陈除湿化痰以通血脉，此乃辛开苦降、祛湿豁痰之良方，故可治疗痰湿闭经及包膜阻塞之卵泡不成熟之证。

4. 血瘀型：多见婚久不孕，月经后期、量少、色紫黑、有血块，甚至闭经，或痛经，平时少腹作痛，痛时拒按，面色晦暗而无光泽、易生色斑及黑眼圈，舌质紫黯或舌边有紫点，脉细弦。此型见于现代医学的输卵管不畅或堵塞、卵巢巧克力囊肿、子宫肌瘤等所致不孕者。治法：温阳化瘀，消癥散结。方药：少腹逐瘀汤（小茴香、干姜、延胡索、没药、当归、川芎、桂枝、赤芍、蒲黄、五灵脂）加穿山甲、泽兰、益母草、水蛭、香附、甘草。病症方药分析：此型不孕多因经期、产后余血未净，或情志内伤而气血运行不畅；或感受寒邪，血受寒凝，血瘀气滞，内阻冲任胞脉。"瘀血不去，新血不生"，微循环不畅通，直接影响组织营养，使经水失调，精难纳入，难于受孕成胎。少腹逐瘀汤由晚清王清任创立，从活血化瘀入手来治疗不孕，并称此方"种子如神"，认为"本方祛疾、种子、安胎、尽善尽美"。方中小茴香、干姜、桂枝温阳散寒；赤芍、川芎、延胡索、没药、当归、蒲黄活血化瘀，延胡索又兼以止痛；益母草调经兼有化瘀之功；香附理气；穿山甲、水蛭、泽兰活血通经；甘草调和诸药。诸药合用，共奏温阳、化瘀通络、止痛之功效。

【治疗绝技】

以上为中医在治疗常见不孕四型方面的用药规律，结合中医调周法常可提高疗效。调周法原则为月经期（月经周期第 1 ~ 5 天）以理气行血为主，兼以养血调冲；经后期（月经周期第 6 ~ 10 天）育肾填精、疏通包络，以促内膜生长、卵泡发育；排卵期（月经周期第 11 ~ 16 天）卵泡渐趋成熟，除了调补肾阴以外，需酌加温肾阳及调气活血之品促卵泡顺利排出；黄体期（月经周期第 17 ~ 25 天）需以补肾阳为主，兼补肾阴，以促进黄体形成，维持黄体功能；经前期（月经周期第 25 ~ 28 天）活血通经。

【参考文献】

陈桂敏，陈雪银．中医药辨治不孕不育规律探析［J］．河北北方学院学报（自然科学版），2015，31（2）：80 – 82.

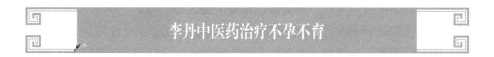

李丹中医药治疗不孕不育

【名医简介】

李丹，河北中石油中心医院主任医师。

【学术思想】

不孕不育病因：女性原因为①排卵障碍。不孕妇女由于下丘脑与垂体间内分泌异常，促性腺激素分泌不足，导致患者无法产生成熟的卵泡，出现排卵障碍致使患者不孕。②输卵管堵塞。部分患者由于输卵管堵塞，精子和卵子不能相遇结合，导致出现不孕情况。③黄体功能发育问题。部分患者由于黄体功能出现问题或发育不全，体内无法产生足够的孕激素，降低了受孕概率。男性原因主要包括无精、少精、精子活性差等。部分患者还出现精液异常情况。

【诊断思路】

不孕不育的医学定义为 1 年内未采取任何避孕措施，夫妻性生活正常但没有成功妊娠。不孕不育可分为男性不育和女性不孕，具体病因主要有：排卵异常、生精异常、精液异常、输卵管异常、子宫内膜异位及其他不明原因的不孕不育。其中生精异常和精液异常通常为男性不育的主要原因，排卵异常、输卵管异常、子宫内膜异位等是女性不孕的主要原因。近年来，随着生态环境等因素的改变，不孕不育患者逐渐增加。

【治疗方法】

1. 排卵障碍治疗方法。排卵障碍的患者基本都有一个共同的特征，就是体型较胖且出现闭经情况。该类患者的临床表现为胸闷腹胀、头晕犯恶、全身乏力、腰腿痛，有的患者闭经数月，甚至出现子宫出血症状。中医认为，排卵功能与肝经有关，肝经于少腹位置起，少腹处于卵巢位置，如出现气机不顺、经络受阻，则会影响卵巢的排卵功能，针对此类症状进行治疗时应该以祛湿化痰为主，患者自身气血通畅，排卵功能自然便会恢复。

2. 输卵管堵塞治疗方法。此类患者一般体型较为瘦弱，临床症状主要为面色苍白、唇色较浅、头晕心悸、头痛失眠、血压较低、经期较长、两侧小腹有疼痛感。探讨其原因就是输卵管堵塞，此类患者多是由于失血过多，脾胃较弱，输卵管得不到血液滋养而出现粘连情况，因此在治疗时根据中医辨证施治的原则，主要采用益气补血、活血化瘀的方法进行治疗，患者血气通畅，粘连的输卵管自然疏通。

3. 黄体功能障碍治疗方法。黄体功能异常的患者临床表现为脸色苍白、肢体寒冷、精神不振、舌淡、苔白。黄体功能障碍的患者多是由于缺少孕激素，受精卵也不能正常发育，这也是导致患者流产的原因之一。当前临床治疗此类患者西医通常进行黄体酮治疗，中医治疗时应采用益气活血、养血补肾的方法。

4. 男性无精、少精、精子活性差等病症治疗方法。男性不育患者临床表现为头晕失眠、头昏健忘、咽口干燥，通常会出现阳痿早泄、阳强易举、遗精、小便频繁、四肢无力、梦多易怒等。此类患者多由肝肾阴虚或肝火过旺、情绪郁闷导致，且大部分患者多伴有前列腺炎，对此类患者进行治疗时多采用提肺补肾、消炎祛湿的方法，取得的治疗效果较好。

【治疗绝技】

中医辨证治疗不孕不育主要结合患者自身情况，选择合适的治疗方案，相较于西药治疗，中医药治疗具有疗效确切、毒副作用小、无须手术、患者痛苦小的优点，且治疗成功率较高，效果显著。我们要继续发扬中医治疗的优势，减轻不孕不育患者的痛苦。

【参考文献】

李丹. 中医药治疗不孕不育症的临床疗效分析［J］. 世界最新医学信息文摘，2017，17（69）：129.

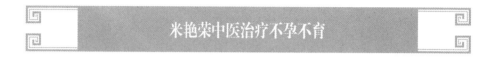

米艳荣中医治疗不孕不育

【名医简介】

米艳荣，榆林市中医医院主任医师。

【学术思想】

不孕不育属于生殖医学病症，在现代临床中比较常见，该病的发生与女性生殖系统具有密切的关系，发病率高达50%。女性卵泡发育欠佳、月经紊乱，对女性妊娠分娩的影响最为严重，临床医学认为女性不孕不育与下丘脑—垂体—卵巢性腺轴异常具有密切的关系，因为性腺轴异常破坏了女性激素平衡，使得女性无法正常排卵。而中医学认为女性不孕不育的发生是肾虚所致，或是脾虚、先天禀赋不足、肝郁，故而中医治疗则主张辨证论治，围绕患者具体情况实施相应的治疗。枸橼酸氯米芬、雌二醇、己烯雌酚等药物，虽然可以帮助患者排卵，增加卵泡刺激素、黄体生成素，但长时间应用具有诸多的不良反应。中医辨证治疗不仅可以发挥活血、疏肝、益肾之功效，而且还可以促使肾上腺激素大量分泌，以此来优化血循环，让卵巢分泌功能恢复正常，平衡机体内分泌功能。

【诊断思路】

不孕不育的医学定义为1年内未采取任何避孕措施，夫妻性生活正常但没有成功妊娠。不孕不育可分为男性不育和女性不孕，具体病因主要有：排卵异常、生精异常、精液异常、输卵管异常、子宫内膜异位及其他不明原因的不孕。其中生精异常和精液异常通常为男性不育的主要原因，排卵异常、输卵管异常、子宫内膜异位等是女性不孕的主要原因。近年来，随着生态环境等因素的改变，不孕不育患者逐渐增加。

【参考文献】

李晓倩，米玉茹，米艳荣，等. 中医治疗不孕不育的临床经验与研究［J］. 实用妇科内分泌电子杂志，2019，6（18）：32，35.

许巧莹自拟补肾扶正汤治疗不孕不育

【名医简介】

许巧莹，阳江市中医医院妇科主任医师。

【经典名方】

自拟补肾扶正汤。

组成：黄芪 15 g，当归 15 g，贯众 15 g，丹参 12 g，茯苓 12 g，赤芍 12 g，山药 8 g，红花 8 g，枸杞 8 g，白术 8 g，菟丝子 8 g，牡丹皮 8 g，紫河车 6 g，甘草 6 g，防风 6 g。

【学术思想】

不孕不育的患病人数不断增多，常见病因有女性阴道、子宫、卵巢、输卵管等器质性病变，内分泌代谢性疾病等，以及男性的精液异常、运输受阻、免疫因素等。西医多采用糖皮质激素和维生素治疗的方案，主要通过调节免疫发挥作用，但不良反应较多、复发率高等使得单纯的西药治疗效果并不理想。在探寻中药治疗方案的过程中，研究发现补肾扶正汤可以标本兼治、匡本扶正，提高其免疫能力。中医认为，不孕不育为肾虚所致，肾脏藏精、主生殖，肾精的盛衰影响生育，肾阳虚亏会导致身体虚寒、全身阳气衰弱，继而生殖功能降低，而着床的成功需要肾精的充实，精血同源，肾精充足使冲任胞脉得到滋养，血海满则月经按时下，精血满且通畅，从而受孕；如果肾精衰弱，冲任胞脉失去滋养，气血亏虚，肾阳气不足，血脉得不到温养，则表现出经量少、颜色暗红发紫及不孕等。本研究所选患者中医证候归为肾虚血瘀证，中医对其治疗主张以补肾填精、活血、温经通络为主，因此治疗关键在于补肾，并综合调节患者的免疫能力。本次研究的结果显示，观察组在应用了自拟的补肾扶正汤后，总有效率相较传统的西医治疗有了明显的提升，联合中药治疗不孕不育总有效率可达 88.2%，明显优于传统治疗方案的 67.6%，这与相关研究结果相符。观察组患者治疗后 E_2 有了明显的升高，LH 和 FSH 有了明显的下降，而 PRL 明显升高，说明患者的生育能力有了显著的提高，其中前三项内分泌指标更是同对照组有了显著的差异，也与相关报道相一致。子宫内膜变薄会导致妊娠率的降低，内膜厚度、内膜下的血流丰富程度及卵泡的发育等情况可以一定程度上反映补肾扶正汤的疗效，研究发现观察组的子宫内膜厚度有了较为明显的增厚，且卵泡发育的直径也较对照组增大得更为明显，这说明其对不孕的效果更好。在本次研究自拟的补肾扶正汤中，当归、丹参、牡丹皮和赤芍等发挥了活血化瘀的作用，研究发现其在抗凝、抗缺氧、抗自由基等方面有一定的作用；山药及茯苓发挥了补肾精、健脾的功效；黄芪、白术则承担着益气健脾、提升免疫能力的作用；菟丝子、紫河车、枸杞可补肾益精；红花可活血、去瘀、止痛；贯众可以止血、抗炎及改善子宫功能；防风可抗过敏；甘草可清热解毒，发挥类似激素的作用。

【诊断思路】

不孕主要讨论的是在育龄夫妇同居不少于 1 年，有正常的性生活，并且未采取避孕措施的情况下，女性未能成功怀孕；不育的主要病因与男性有关，指的是女性虽然已成功受孕，但妊娠的结局往往是死胎、流产等，随着夫妇共同生活时间的增长，该疾病引起的生活质量下降，以及对家庭关系和社会和谐等造成的不利影响愈发体现出来。目前，有多种药物用于治疗不孕不育，但效果不一，且易复发，不甚理想。观察指标：观察并记录患者相关的内分泌指标，如抗心磷脂抗体（ACA）、抗子宫内膜抗体（EMAb）、雌二醇（E_2）、黄体生成素（LH）、卵泡刺激素（FSH）、催乳素（PRL）等，通过超声比较两组卵泡发育的直径及子宫内膜厚度等，观察患者受孕的情况。判定标准：若治疗 1 个疗程以后，患者 ACA、EMAb 为阴性，或患者受孕，则为治愈；若 ACA、EMAb 此时为阳性，但在第 2 个疗程之后变成阴性，或患者受孕，则为有效；其余则为无效。

【治疗方法】

对照组采用常规包含维生素、糖皮质激素的西药治疗方案，具体如下：口服维生素 C 片，每日 3 次，每次 1~2 片（100 mg/片）；口服醋酸泼尼松片，每日 2 次，每次 1 片（5 mg/片）；口服维生素 E 片，每日 2 次，每次 1 片（100 mg/片）。观察组在西药治疗的基础之上，采用自拟的补肾扶正汤治疗，依辨证分型加减，对肝肾阴虚者可加熟地黄和巴戟天各 15 g、女贞子和麦冬各 10 g；对脾胃虚弱而肾阳虚者可加党参及肉桂各 5 g、巴戟天 10 g；对湿热型患者可加黄柏 10 g 和茵陈 15 g。将药物浸泡 30 分钟后用清水煎煮，去渣，每日 1 剂，分早晚 2 次温服，连续治疗 3 个月为 1 个疗程，观察 2 个疗程。

【治疗绝技】

在治疗不孕不育患者时，联合补肾扶正汤治疗可提高疗效，改善患者内分泌功能，从而提高患者的生活质量，值得推广使用。

【参考文献】

许巧莹，钟凤娇．自拟补肾扶正汤治疗女性34例不孕不育症的疗效分析［J］．中国医药科学，2018，8（19）：86–88．

连素华瘕证引起不孕不育的辨证论治

【名医简介】

连素华，泉州市泉港区南埔中心卫生院主任医师。

【经典名方】

红藤方。

组成：红藤、败酱草、生牡蛎、丹参、牡丹皮、香附、神曲、甘草、延胡索。

【诊断思路】

不孕不育的医学定义为1年内未采取任何避孕措施，夫妻性生活正常但没有成功妊娠。不孕不育可分为男性不育和女性不孕，具体病因主要有：排卵异常、生精异常、精液异常、输卵管异常、子宫内膜异位及其他原因不明的不孕。其中生精异常和精液异常通常为男性不育的主要原因，排卵异常、输卵管异常、子宫内膜异位等是女性不孕的主要原因。近年来，随着生态环境等因素的改变，不孕不育患者逐渐增加。

【治疗方法】

1. 输卵管阻塞性不孕。①气滞血瘀、湿郁阻络型：采用活血化瘀、行气化湿的治疗方法，必先肃清障碍，清热（解毒）、祛湿化痰、活血化瘀使邪去正安。常用药物有：羚羊角、七叶一枝花、白花蛇舌草、蒲公英、金银花、野菊花、黄连、黄柏、毛冬青、车前子、赤小豆、枳实（壳）、丹参、延胡索、青皮等。"湿"多为脾虚湿盛，"热"多为虚热，"瘀"多为气虚留瘀，"郁"则以脾虚肝郁为主，治法上应随之改为健脾祛湿、养阴清热、益气化瘀、疏肝健脾等，方可中病。常用药物有薏苡仁、云苓、白术、青蒿、石斛、地骨皮、丹皮、牛膝、土鳖、全蝎、田七、郁金、枳壳、陈皮、木香等。②肝郁气滞型：治疗上，应该重视疏肝调肝，可选柴胡疏肝散作为主方或加用柴胡、郁金、青皮、延胡索等。除内服药外，常配合枳术丸加保和丸加减组成的健脾药贴外敷神阙穴，这也是为了达到顾护脾胃、促进和加快药物吸收的目的。

2. 多囊卵巢综合征不孕。①气滞血瘀型、闭经型，药用：当归、川芎、赤芍、白芍、熟地、泽兰、柴胡、王不留行、鸡内金等；崩漏型，药用：墨旱莲、覆盆子、茜草、生龙骨、生牡蛎、川断、白芍、炒山楂、侧柏炭、莲子肉、补骨脂、炒谷芽、炒麦芽等。②痰湿内阻型：治以二陈汤加枳壳、泽兰、鸡内金、夏枯草、穿山甲、皂刺等。③肝肾虚型：治以当归、赤芍、白芍、川芎、熟地、淫羊藿、菟丝子、鹿角霜、生川牛膝、山药、莪术、鸡内金、三棱、丹皮、荔枝核等。治疗从主要病机肾虚出发，首先拟定基本治法、基础用方，然后根据兼证不同分别治以滋阴、化痰、活血，并根据临床表现进行加减用药，使治疗因人而异。

3. 子宫内膜异位症不孕。①气滞血瘀型：治以理气活血，司徒氏以活血化瘀为主、理气止痛为辅，用自拟活血化瘀方（三棱、莪术、丹参、郁金、鸡内金、浙贝母等）治疗，缓解了症状，促进了盆腔包块吸收。②气虚血瘀型：采用益气化瘀法（黄芪、党参、赤芍、蒲黄、五灵脂、益母草等）治疗，结果患者的症状、体征均明显改善。③寒凝血瘀型：治疗应抓住温经除湿、散寒化瘀、通络止痛等环节，使气血运行畅通，则疼痛无从产生，运用少腹逐瘀汤加减疗效较佳。④热郁血瘀型：治以凉血活血。沈氏用红藤方（红藤、败酱草、生牡蛎、丹参、牡丹皮、香附、神曲、甘草、延胡索）治疗 56 例子宫内膜异位症患者，总有效率为 85.7%。⑤肾虚血瘀型：治以补肾活血。贺氏自拟补肾消异汤治疗本病，运用化瘀药的同时加入补肾药菟丝子、淫羊藿。

4. 子宫肌瘤不孕。①气滞型：选用香棱丸以行气导滞、活血消癥；②血瘀型：采用桂枝茯苓丸以活血散结、破瘀消癥；③痰湿型：开郁二陈汤以理气化痰、破瘀消癥；④湿热型：大黄牡丹汤加红藤、败酱草以清热利湿、祛瘀消癥。

5. 不育。①精寒不育型：精寒者，肾中之精寒，肾藏精而主生殖，精液异常（精清、精冷）是无子之因，病机在于肾阳虚，命火不足，则脏腑虚寒，精室、精气失于儒养和温煦，而见阳痿、早泄、阳不化阴而精液不化、腰膝酸软、畏寒肢冷、小便清长、精气虚冷之症。肾阳虚耗，阳精虚弱，精气虚冷，化生有碍，则见精液清冷而婚久不能生育。②气衰不育型：气衰者，阳气衰也。气能生精，气虚则精乏，功能失常，则可见性欲下降、遗精、滑精、阳痿、早泄、射精无力等性功能障碍，造成不育。③痰多不育型：痰多者，多湿也。夫精必贵其纯，湿气杂于精中，则多不育。肾精包括先天之精和后天之精，先天之精秉受于父母，与生俱来，后天之精来源于水谷精微，由脾胃所化生，先天之精必须得到后天之精的不断供应补充才能成为人体生育繁殖的基本物质。脾失健运，不能化生水谷精微而成水湿，则后天之精不足以充养先天之精，而导致肾精不足，从而造成不育。④气郁型：气郁者，肝气郁塞。男子排精、女子排卵是肾主封藏和肝主疏泄协同作用的结果。肝为刚脏，主升发，喜条达而恶抑郁，主疏泄。情志不遂，恼怒伤肝，则致肝气郁结，疏泄失常，精室开合失常，排精功能障碍，是以不育而无子。以上体现了精寒者温其火、气衰者补其气、痰多者消其痰、气郁者疏其气的治不育方法，依此则男子无子者可以有子，但不可徒补其肾。

【治疗绝技】

辨病与辨证相结合，是现阶段中医药治疗瘕证引起不孕不育的主要思路和方法。虽然"血瘀"是该证的病理基础，但在治疗中不可一味地活血化瘀，应根据疼痛的部位、性质、程度及伴随症状、舌象、脉象、病史，寻求血瘀的成因，辨证施治。

【参考文献】

连素华，陈顺治. 瘕症引起不孕不育的辨证论治［J］. 中国民族民间医药，2009，18（3）：96－97.

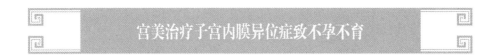

宫美治疗子宫内膜异位症致不孕不育

【名医简介】

宫美，刘房子镇卫生院副主任医师。

【学术思想】

目前，西医对子宫内膜异位症（endometriosis，EMT）相关不孕的药物治疗主要是应用激素治疗，虽然 EMT 的药物治疗可以不同程度地缓解 EMT

引起的疼痛，但大量的随机临床实验结果已证实单纯药物治疗会完全抑制排卵，进而延误自然妊娠的时机。

【诊断思路】

EMT 相关不孕的原因有 8 个方面：①子宫内膜异位症与不孕之间的关系已得到证实，但成因至今尚未明了，推测与盆腔手术史及上皮化生有关；②宫颈炎症：如宫颈糜烂，支原体、衣原体感染等；③骨盆的变形：EMT 大部分盆腔粘连，造成输卵管梗阻，引起排卵、拾卵或精子输卵管内运送障碍；④性交痛：EMT 患者多有性交痛，对疼痛的恐惧使受孕率降低；⑤腹膜功能的改变：子宫内膜盆腔异位种植会使腹水量增多，而腹腔液可明显抑制精子的活力，阻碍受精；⑥免疫功能异常：EMT 患者子宫内膜中 IgA、IgG 抗体和淋巴细胞升高，会引导子宫内膜感受性和胚胎种植的异常；⑦内分泌和排卵异常：EMT 患者多伴有卵巢功能障碍，占 17%～27%；⑧胚胎植入损伤：EMT 妇女的子宫内膜功能异常会降低生育能力。对子宫内膜异位症不孕机制的研究虽然已进行到了分子水平，但仍尚无意中可以准确、全面、EMT 相关不孕发生的确切原因和起关键作用的因素，各学说均有待于进一步的实验证实。笔者提出 EMT 不孕的可行性治疗原则：首先应进行全面的不孕不育检查，以排除其他不孕因素，对于不明原因不孕的患者，尤其是可疑的 Ⅰ、Ⅱ 期 EMT 患者，首选腹腔镜检查，腹腔镜既是 EMT 确诊的第一标准，也是治疗方法。总之，手术治疗可以提高妊娠率，已得到国内外学者的认可，尤其术后半年被认为是 EMT 患者生育的黄金时期，但近些年，由于腹腔镜创伤小，并发症少，已渐渐取代了开腹手术，成为首推方法。

【治疗方法】

目前国内外常用的治疗方法有药物治疗、手术治疗和助孕治疗，然而还没有一种治疗方法能彻底治愈子宫内膜异位症，因此提高妊娠率、缓解疼痛和最大程度地延缓复发已成为治疗的主要目的。

1. 药物治疗：目前，西医对 EMT 相关不孕的药物治疗主要是应用激素治疗，包括孕激素疗法、假孕疗法、假绝经疗法和促性腺激素释放激素激动剂疗法。最近有报道称中医治疗 EMT 有明显的效果。其采用的方法：破血祛瘀，软坚散结。常用方药：夏枯草 15 g，芍药 10 g，炙乳香、炙没药各 5 g，牡丹皮 10 g，丹参 15 g，血竭 5 g，黄药子 15 g，当归 10 g，川芎 5 g，穿山甲 10 g，路路通 10 g。每日 1 剂，水煎，早晚分服，以后根据病情加减：破瘀加三棱、土鳖虫；带多、色黄绿加蒲公英、红藤；月经过多加牡蛎、仙鹤草；腹痛甚加延胡索；扶正加党参、黄芪。治疗3个月疗效显著。

2. 手术治疗：对于EMT相关不孕的手术治疗，多为保留其生育功能的保守性手术，包括腹腔镜治疗和开腹手术。关于手术治疗的疗效国内外均有报道，国内报道手术后2年内的妊娠率为55.3%左右，而国外早期临床实验研究已证实比较其他方案，而且术后24周以内的妊娠率为93%，高于术后25～36周的60%，说明术后半年的妊娠率较高，应给予适当的指导，若术后半年不孕，考虑采取其他助孕方法。

3. 手术联合药物治疗：单纯药物治疗对提高EMT患者妊娠率无效，有人考虑用手术联合激素治疗，主要指术前和术后用药。但到目前为止，还没有相关临床资料能证明手术联合激素治疗可以提高Ⅰ、Ⅱ期EMT不孕患者的妊娠率。

4. 助孕治疗：不恰当的手术操作尤其是粗暴的手术操作可能对卵巢组织产生较大损伤，使卵巢功能低下，所以EMT相关不孕的助孕治疗被引入临床。

【治疗绝技】

单纯的药物治疗对提高Ⅰ、Ⅱ期的EMT相关不孕患者妊娠率并无益处；中药治疗此病有明显的疗效；腹腔镜手术治疗，尤其以腹腔镜下CO_2激光方案治疗EMT相关不孕更为有效。

【参考文献】

宫美. 子宫内膜异位症致不孕不育20例临床分析 [J]. 中国社区医师（医学专业），2010，12（36）：142－143.

第二章 多囊卵巢综合征引起不孕

周利平补肾化痰活血法治疗多囊卵巢综合征不孕

【名医简介】

周利平，许昌市建安区妇幼保健院副主任医师。

【经典名方】

自拟补肾化痰活血汤药。

组成：苍术、枸杞子、续断、山药、当归各 15 g，淫羊藿、熟地黄、焦栀子、丹参各 10 g，陈皮、香附各 12 g。

【学术思想】

多囊卵巢综合征以无排卵及多囊卵巢病变为典型临床特征，很多患者合并心脑血管疾病，或合并糖尿病，或合并高脂血症等物质代谢紊乱性疾病的风险较高。在中医理论中，根据其临床表现可归于"月经失调"及"不孕"等，多认为与脾、肾、肝三脏功能失调有关，或兼血瘀、痰湿，冲任二脉瘀阻，难以排卵，并受到女子胞功能影响，发为不孕，故需根据补肾化痰活血法组基础方，并随症加减，以满足临床需求。

【诊断思路】

多囊卵巢综合征是一种生殖系统内分泌疾病，常见临床表现多为不孕、体型肥胖及月经不调等，目前尚无令人满意的治疗方法。

【治疗方法】

常规西药联用自拟补肾化痰活血汤药进行治疗：西药为炔雌醇环丙孕酮片。补肾化痰活血法自拟基础方随症加减，每日 1 剂，水煎滤渣取汁，150 mL/次，每日 2 次，温服。两组疗程均为 3 个月经周期。观察指标：①治疗前及治疗后血清激素水平比较，检测空腹状态下血清 LH、T、FSH

及 E_2 水平；②治疗后周期排卵情况。炔雌醇环丙孕酮片为基础治疗药物，用于调整女性体内激素水平，治疗多囊卵巢综合征，以此缓解由该病引发的雄激素过高等相关病症；补肾化痰活血法自拟基础方，并随症加减，其基础方以苍术、枸杞子、续断、山药及当归为君药，可补肾填精、健脾化痰、补血活血，联用淫羊藿、熟地黄、焦栀子、丹参、陈皮及香附等药物，助补肾理气、滋阴清虚热之效，结果显示，其激素恢复后水平及治疗后周期排卵情况均优于单用西药方案。

【治疗绝技】

在多囊卵巢综合征治疗过程中应用补肾化痰活血法进行治疗能够获得良好的治疗效果，在治疗过程中建议嘱咐患者多休息，保证摄取充足的营养，维持情绪愉悦。

【参考文献】

周利平．补肾化痰活血法对多囊卵巢综合征不孕不育的应用价值［J］．首都食品与医药，2019，26（20）：191.

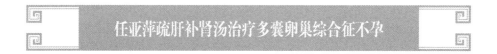

任亚萍疏肝补肾汤治疗多囊卵巢综合征不孕

【名医简介】

任亚萍，许昌市中医院妇产科主任医师。

【经典名方】

疏肝补肾汤。

组成：当归、茯苓、黄芪、何首乌各20 g，肉苁蓉、熟地黄、郁金、木瓜各15 g，柴胡、白芍、石菖蒲、菟丝子各10 g。

【学术思想】

多囊卵巢综合征是临床常见妇科疾病，可造成患者排卵异常或无排卵，进而诱发不孕。目前该疾病尚无明确的发病机制，故西医治疗以促进排卵和改善内分泌为主要原则。来曲唑是治疗多囊卵巢综合征不孕不育的常用西药，具有良好的促排卵作用，可抑制芳香化酶生成，纠正患者异常性激素水平，以改善卵巢功能。但有许多研究表明，来曲唑单独用药会对雄激素转变成雌激素的过程进行抑制，导致雄激素过度累积，进而造成卵子发育质量下降，同时该药物可引发头痛、潮热、疲劳等多种不良反应。故在此基础上寻找更有效和安全的疗法意义重大。中医学将多囊卵巢综合征归属于"不孕"范畴，认为该疾病病机与肝肾功能失调有关，即肾气缺乏，胞宫有痰湿瘀滞，肝失疏泄。在中医学理论中，肾脏主藏精和生殖，精生血，即月经基础物质，若患者肾气不足则造成肾精亏虚，进而诱发月经不调；肝主疏泄，若情志失调导致肝郁气滞，而乙癸同源，长期肝阴亏损会损伤肾脏，造成冲任失调和不孕，可见肝肾和冲任间有紧密的关系。故中医治疗该疾病需要遵循疏肝补肾和调理气血的原则。本研究观察组所用疏肝补肾汤中的当归主要发挥调经止痛和补气活血的功效，在痛经、月经不调或闭经等治疗中效果确切；茯苓具有健脾宁心、利水渗湿的作用，在心神不安、水肿尿少及脾虚食少等病症治疗中有良好应用；黄芪具有利尿固表、强心补气的作用，在脾虚泄泻或表虚自汗的治疗中有较多应用；何首乌能够发挥养血活络、安神解毒等功效，在便秘或风疹等治疗中常用；肉苁蓉发挥益精血和补肾阳作用，可用于治疗月经紊乱、宫寒不孕等；熟地黄具有滋阴补血功效，可用于治疗月经不调或崩漏等；郁金的功效主要包括活血止痛、清心凉血及行气解郁等，多用于治疗乳房胀痛和痛经闭经；木瓜可以发挥顺气祛痰的作用；柴胡具有和解表里、疏肝升阳的功效，在肝郁气滞、月经不调及子宫脱垂等疾病的治疗中应用较多；白芍发挥健脾和胃、温阳祛湿作用，可用于治疗体虚神衰；菟丝子的功效包括固精缩尿、滋肝补肾及安胎等，在肝肾气虚与不育的治疗中常用；石菖蒲的作用体现在开窍豁痰、理气活血、化食开胃等，可用于治疗胃脘痛、神昏、胸闷及风湿等。上述药物联合应用可以发挥疏肝补肾、调理气血等功效，对于多囊卵巢综合征不孕具有良好的治疗效果。

【诊断思路】

多囊卵巢综合征是育龄期女性常见的内分泌代谢异常性疾病，主要病理特征体现为雄激素分泌过量、胰岛素抵抗、持续性无排卵等，患者出现月经紊乱、毛发旺盛、体质量增加等临床表现。由于患者存在代谢和内分泌紊乱等情况，受孕难度较高，即便妊娠，其早期流产发生率也高于健康妊娠者，这不仅会影响患者的生育功能，还会对患者心理造成不良影响。纳入标准：有月经失调、毛发多、痤疮或肥胖等症状，超声扫描显示双侧卵巢呈灰白色，体积增大，包膜坚韧、厚度增加，子宫内膜增生，符合西医多囊卵巢综合征诊断标准；不孕，月经量少，头晕，心悸，口干，腰腿酸软，月经前烦躁，月经期腹痛，舌有薄黄苔，脉弦滑，符合中医多囊卵巢综合征诊断标准；正常性生活 1 年以上；有生育需求；子宫形态正常，输卵管通畅；患者对本研究知情并自愿参与。排除标准：其他疾病所致不孕；对本研究用药过敏；近 1 个月内有激素类药物或其他治疗史。

【治疗方法】

来曲唑联合疏肝补肾汤治疗，疏肝补肾汤各药物加水煎制，取药汁 300 mL，每日分早晚 2 次服用，连续治疗 2 周。

【治疗绝技】

多囊卵巢综合征不孕不育患者用疏肝补肾汤治疗效果确切，可有效提升患者妊娠成功率，值得推广应用。

【参考文献】

任亚萍. 疏肝补肾汤治疗多囊卵巢综合征不孕不育 [J]. 实用中西医结合临床，2021，21（9）：32－33.

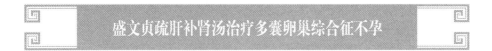

盛文贞疏肝补肾汤治疗多囊卵巢综合征不孕

【名医简介】

盛文贞，泰安市中医医院主任医师。

【经典名方】

疏肝补肾汤。

组成：淫羊藿 10 g，枸杞子 10 g，鹿角霜 10 g，当归 10 g，酒苁蓉 10 g，山药 10 g，炒白芍 10 g，盐菟丝子 10 g，覆盆子 10 g，盐巴戟天 10 g，酒萸肉 10 g，太子参 15 g，熟地黄 15 g。

【学术思想】

多囊卵巢综合征为不孕的重要原因，好发于育龄期妇女。临床采取常规治疗为主要治疗手段，药物选择来曲唑，该药物为新型诱导排卵药物，可促使排卵诱发成功率提高，但该药物的不良反应发生率较高。从中医角度而言，多囊卵巢综合征不孕可归属于"不孕""月经后期"等范畴，而且病因病机均较为复杂，与肝脏、肾脏、冲任等均联系密切。疏肝补肾汤为中医临床常见方剂，治疗原则为益肾补血、养阴疏肝及调和冲任。

【诊断思路】

多囊卵巢综合征为临床常见疾病，属于内分泌、代谢异常而致的疾病，且多见于生育年龄女性。多囊卵巢综合征的临床表现主要包括月经不规律、痤疮、多毛、不孕不育等，对患者身心健康、生活质量均造成严重影响。多囊卵巢综合征患者不孕的发病机制主要为排卵障碍，而主要治疗措施为促排卵，但其临床疗效不甚理想。

【治疗方法】

采用常规治疗联合疏肝补肾汤治疗方案。①常规治疗方案：来曲唑片1日1次，每次2.5~5.0 mg，自月经周期第3天给予服用，持续5天；待月经周期第11天开始给予卵泡发育监测，待优势卵泡直径为1.8~2.0 cm，则可给予肌内注射人绒毛膜促性腺激素10 000 U；次日开始给予黄体酮胶囊口服，1日2次，每次1粒，持续16天；1个月经周期为1个疗程，若未妊娠，则可按照上述方案重复用药，待妊娠后方可停药。②疏肝补肾汤治疗方案：中药水煎取汁200 mL，1日1剂，分2次口服，服用9天（月经周期第5~10天、13~15天），1个月经周期为1个疗程，若未妊娠，则可按照上述方案重复用药，待妊娠后方可停药。

【治疗绝技】

临床结合多囊卵巢综合征不孕不育的疾病特点，在给予临床常规治疗的过程中联合疏肝补肾汤，可明显改善机体激素水平、提高临床治疗效果、提高排卵率及受孕率。

【参考文献】

盛文贞，王磊，刘广芹. 疏肝补肾汤治疗多囊卵巢综合征不孕不育的效果观察［J］. 中外女性健康研究，2019（18）：106－107.

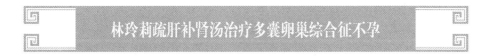

林玲莉疏肝补肾汤治疗多囊卵巢综合征不孕

【名医简介】

林玲莉，湛江市第二中医医院主任医师。

【经典名方】

疏肝补肾汤。

组成：淫羊藿、枸杞子、鹿角霜、当归、酒苁蓉、山药、炒白芍、盐菟丝子、覆盆子、盐巴戟天、酒萸肉各 10 g，太子参、熟地黄各 15 g。

【学术思想】

多囊卵巢综合征是导致妇女在育龄期因为排卵障碍而不孕的重要原因之一。临床对于多囊卵巢综合征的病因研究有非遗传学说理论和遗传学说理论两种，目前尚未统一，但一般认为其发病可能由一些基因在特定环境因素的影响下发生作用导致。来曲唑是治疗多囊卵巢综合征的常用药物，是一种新型诱导排卵药物，诱发排卵成功率较高，但不良反应较多。中医认为，多囊卵巢综合征导致的不孕属"不孕""月经后期"等范畴，其病因病机复杂，与肝、肾、冲任联系密切。肝主疏泄，情志不调则肝郁气滞，肝阴亏虚久则累及肾脏，肝肾与冲任联系密切，而使冲任失调，受孕困难。疏肝补肾汤是中医常见方药，主要的治疗原则为养阴疏肝、益肾补血、调和冲任。方中鹿角霜、淫羊藿、枸杞子、当归、酒萸肉、酒苁蓉可补肾活血，调和冲任；盐菟丝子可滋补肝肾；熟地黄可滋阴补血；炒白芍、盐巴戟天疏肝理气；覆盆子、山药滋阴补肾。

【诊断思路】

多囊卵巢综合征是生育年龄女性常见的一种内分泌及代谢异常所致的疾病，临床以慢性无排卵（排卵功能障碍或丧失）及高雄激素血症为主要特征，表现为月经不规律、不孕不育、多毛、痤疮，严重影响患者身心健康和生活质量。排卵障碍是多囊卵巢综合征患者不孕的主要机制之一，促排卵是治疗多囊卵巢综合征患者不孕的主要措施之一，但临床治疗效果并不十分理想。①纳入标准：符合西医多囊卵巢综合征不孕的相关诊断标准；中医辨证分型属肝郁肾虚型；有生育要求的育龄期妇女；相关检查显示输卵管通畅且子宫形态正常。②排除标准：其他原因导致不孕不育者；半年内接受激素或其他治疗者；存在严重心、肝、肾等重要脏器功能障碍者；有严重精神疾病史者；对本研究中所用药物过敏者。

【治疗方法】

于排卵期服用疏肝补肾汤，中药水煎取汁 200 mL，每日 1 剂，分早晚 2 次服用，于月经周期第 5 ~ 10 天及第 13 ~ 15 天服用，共 9 天。1 个月经周期为 1 个疗程，若患者仍未妊娠，则重复上述用药方案，妊娠后停止用药。

【参考文献】

林玲莉，徐冠英，凌翠 . 疏肝补肾汤治疗多囊卵巢综合征不孕不育的效果研究［J］．实用中西医结合临床，2018，18（7）：79 – 80.

吕顺玲疏肝补肾汤治疗多囊卵巢综合征不孕

【名医简介】

吕顺玲，沂水县人民医院中医科主任医师。

【经典名方】

疏肝补肾汤。

组成：柴胡 10 g，白芍 10 g，菟丝子 10 g，石菖蒲 10 g，当归 20 g，黄芪 20 g，何首乌 20 g，茯苓 20 g，郁金 15 g，肉苁蓉 15 g，木瓜 15 g，熟地 15 g。

【学术思想】

多囊卵巢综合征患者一般可见卵巢增大、白膜增厚、具有多个不同发育阶段的卵泡，并伴有颗粒细胞黄素化等表现，同时多囊卵巢综合征也是导致患者出现糖尿病、心血管疾病及妊娠高血压综合征、糖尿病综合征、子宫内膜癌等疾病的严重危险因素。同时结合临床调查研究发现，该病症还具有家族聚集的现象，也能够通过月经不规律的母亲及早秃的父亲遗传，另外多囊卵巢综合征的表现高雄激素血症也具有遗传特征，因此临床需结合患者的症状予以相应的个性化治疗。临床一般将多囊卵巢综合征按照中医分型分为脾肾气虚、水湿停聚、肾阳不足、湿聚痰凝、肝气郁结、瘀血停滞等。脾肾气虚、水湿停聚患者一般可见月经后期，舌淡并伴有齿痕，舌苔发白，患者往往疲劳过度，久病或是有过流产病史，体质虚弱，脾气肾气不足，水湿停聚，湿阻气滞并导致血运不畅、瘀于宫中，从而致使患者子宫内失和、月经延迟，长此以往导致闭经。肾阳不足，湿聚痰凝患者一般可见闭经，四肢寒冷，畏寒，面部痤疮、发黑，下肢水肿，或是长期服用避孕药抑制肾气，导致气化不足，肾不运水，久而久之损伤阳气。另外宫寒血瘀，导致闭经、不孕不育，肾阳不足又导致肥胖、水肿、多毛、身体困乏，且肾阴阳亏虚，会使卵子活力降低、生长受限，并最终导致排卵障碍。肝气郁结、瘀血停滞患者一般可见焦虑紧张，情绪低落，痛经并伴有乳房疼痛，面颊部会有痤疮，月经延迟，并伴有头痛症状，舌色淡红，常常由于情绪不稳易怒而肝气郁结、气机紊乱、经络阻滞，或是肝阴亏虚、肝火旺盛、血不循经、阻滞冲任，从而导致月经不调、无排卵及不孕。补肾、疏肝、健脾、活血化瘀、燥湿化痰是治疗多囊卵巢综合征的基本方式，而本研究所使用的疏肝补肾汤是一种中医方剂，柴胡的功效为和解表里、疏肝升阳，能够用于肝郁气滞、胸肋胀痛、子宫脱垂、月经不调的治疗；白芍的功效为温阳祛湿、补体虚、健脾胃，能够用于腰肌劳损、体虚神衰的治疗；菟丝子的功效为滋补肝肾、固精缩尿、安胎，能够用于不育、肝肾气虚、腰痛膝冷的治疗；石菖蒲的功效为化湿开胃、开窍豁痰、醒神益智、理气、活血、散风、去湿，能够用于脘痞不饥、噤口下痢、神昏、心胸烦闷、胃痛、腹痛、风寒湿痹的治疗；当归的功效为补气和血、调经止痛及增强免疫，能够用于月经不调、经闭、痛经、癥瘕结聚、崩漏、虚寒腹痛、痿痹的治疗；黄芪的功效为益气固表、利尿、强心、降压、抗菌等，能够用于表虚自汗、气虚内伤、脾虚泄泻、浮肿等的治疗；何首乌的功效为安神、养血、活络、解毒、消痈，能够用于风疹瘙痒、肠燥便秘等的治疗；茯苓的功效为利水渗湿、健脾、宁心，能够用于脾虚食少、便溏泄泻、心神不安、惊悸失眠、水肿尿少、痰饮眩悸的治疗；郁金的功效为活血止痛、行气解郁、清心凉血、利胆退黄，能够用于经闭痛经、乳房胀痛、热病神昏等的治疗；肉苁蓉的功效为补肾阳、益精血，能够用于尿频余沥、腰痛脚弱、耳鸣目花、月经愆期、宫寒不孕的治疗；木瓜的功效为去痰、顺气；熟地的功效为滋阴补血，能够用于遗精、崩漏、月经不调、消渴等的治疗。此外中医还认为可以结合针灸刺激人体各个器官及内在功能，调节人体的内分泌功能，从而帮助恢复卵巢的功能。临床在患者进行治疗时，给予疏肝补肾汤，能够显著改善患者的临床症状，起到了非常好的治疗效果，患者经由疏肝补肾汤治疗，排卵基本恢复正常，且多数患者术后随访成功受孕，具有非常好的临床应用价值。此外，临床在对患者进行治疗时，还可以采用针对高雄激素血症的药物治疗，如口服避孕药，以保护患者的子宫内膜、降低卵巢产生的高雄激素，并调整患者的月经周期，但避孕药可引起一些头痛、体质量增加、情绪低落、性欲下降及胃肠道反应症状，也会降低女性对胰岛素的敏感性，因此临床使用时可谨慎选择，同时还可利用糖皮质激素如地塞米松、泼尼松对患者进行治疗。另外，可帮助促进排卵的药物如枸橼酸氯米芬、促性腺激素及来曲唑，但会有不良反应如疲劳、头痛、背痛、潮热及胃肠道反应等，临床可依据患者的症状进行谨慎选用。

【诊断思路】

多囊卵巢综合征是育龄期妇女较为常见的一种由复杂的内分泌及代谢异常导致的疾病，通常表现为女性的排卵功能紊乱及雄激素过高，临床主要可见月经周期紊乱、不孕、多毛、肥胖及痤疮等表现。中医辨证认为多囊卵巢综合征一般是由肾—天癸—冲任—胞宫之间的相互功能失衡等导致的，并且单纯的证型一般较少，多为复合型，且以肾虚为主要表现。诊断标准：依据患者的临床症状进行分型，1 型为超声检查示卵巢多囊样改变伴有高雄激素血症；2 型为超声检查诊断为卵巢多囊样改变；3 型为高雄激素血症表现及排卵稀少或无排卵；4 型又称作经典型多囊卵巢综合征，同时具有卵巢多囊样改变、高雄激素血症、排卵稀少或无排卵症状。

【治疗绝技】

在对多囊卵巢综合征不孕不育患者进行治疗时给予疏肝补肾汤治疗，能够取得非常好的临床治疗效果，建议在临床推广应用。

【参考文献】

吕顺玲. 疏肝补肾汤治疗多囊卵巢综合征不孕不育的研究 [J]. 光明中医，2020，35（4）：526 - 528.

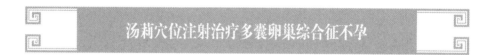

汤莉穴位注射治疗多囊卵巢综合征不孕

【名医简介】

汤莉，桂林市中医医院主任医师。

【学术思想】

对多囊卵巢综合征不孕患者治疗的关键在于促进卵泡的发育，且使其排卵以便受孕。尿促性素中含有卵泡刺激素及黄体生成素，对于多囊卵巢综合征的治疗具有一定效果。但大量使用时容易出现一些不良反应，严重时甚至可能会危及患者性命，且尿促性素属于生物制品的一种，一般价格较高，在经济上也会给患者带来一定的压力。本次研究采用的中极、气海等穴位均是妇科中较为常用的穴位，属于任脉穴位，对于调节阴经之气、补益精血及保养胎儿有一定作用。将尿促性素通过穴位注射后，每周期的平均用药可以得到有效降低，患者不需要住院，可有效地缓解患者的负担，同时通过穴位注射治疗后可以观察到患者的排卵率、受孕率得到提升，且不良反应显著减少。其机制可能包括：①通过穴位注射给药，药物能借助穴位特点更好地发挥作用；②药物通过对穴位的刺激可以达到加强治疗的效果；③通过穴位注射的药物能更直接地到达患处，从而更有效率地进行治疗；④药物通过经络间接激发和调节脏腑生理功能，从而增强免疫力，加速治疗。由于穴位注射给药方向性比较明确，药物可以沿着经络直接到达患处，从而减少药物循环所产生的消耗，加快药物吸收。有研究表明：通过穴位注射给药，药物的潜伏期相比于肌内注射要更加短，可接近静脉给药的效果。如果选择适当的穴位，在短时间内，所注射药物的药效甚至可以等同于静脉注射，有些甚至能超过静脉注射给药的疗效。

【诊断思路】

多囊卵巢综合征是一种常见于育龄期女性的内分泌紊乱性疾病，其主要临床症状有月经紊乱、排卵障碍、雄激素偏高及不孕不育等。患者均依照中医的《中医病证诊断疗效标准》及西医的《生殖内分泌与妇科疾病诊治手册》诊断标准确诊为多囊卵巢综合征不孕。患者主要临床表现有不孕、月经紊乱、肥胖及卵巢增大。

【治疗方法】

采用穴位注射尿促性素治疗，选取患者的中极、子宫、气海、关元等穴位，在患者经期的第 5 天开始，每天选取 2 个穴位注射尿促性素：用生理盐水将尿促性素 75U 稀释至 2 mL，用 5 mL 的注射器将稀释后的尿促性素注射于选取的 2 个穴位中，分别注射 1 mL。注射前要注意对所选穴位处的皮肤进行消毒处理，注射拔针后要迅速进行压迫止血。从月经开始的第 10 天采用 B 超进行监测，然后根据监测的卵泡情况调整给药剂量。当有卵泡发育成熟时（卵泡的直径 ≥18 mm 时）对患者肌内注射人绒毛膜促性腺激素，促进排卵。

【治疗绝技】

多囊卵巢综合征不孕患者采用穴位注射尿促性素可明显提高患者排卵率及妊娠率，同时降低不良反应发生率，值得临床推广与使用。

【参考文献】

汤莉，胡耶芳. 穴位注射治疗多囊卵巢综合症不孕不育的疗效观察 [J].实用妇科内分泌电子杂志，2016，3（3）：127 – 128.

第三章　卵巢储备功能不足引起不孕

【名医简介】

王文君，复旦大学附属妇产科医院主任医师，博士研究生导师。

【学术思想】

王老之前的研究发现睾酮的异常降低也是卵巢储备功能减退（diminished ovarian reserve，DOR）的早期表现。目前，西医治疗 DOR 有激素疗法、口服脱氢表雄酮药物疗法、颗粒细胞抗氧化疗法及冷冻卵巢、卵子疗法。其中，雌孕激素疗法应用最广，雌激素选择包括天然类的戊酸雌二醇、17β-雌二醇及半合成类的炔雌醇。Mukherjee 等认为 FSH/LH＞3.6 提示卵巢储备功能下降，亦有人认为该比值大于 2 即同样提示，王老的研究结果与以往的报道基本一致。但戊酸雌二醇及 17β-雌二醇的降 FSH 效果不如炔雌醇明显，无法有效控制 FSH 水平，即不能消除高 FSH 对卵泡的消耗作用，同时高水平的 FSH 消耗自身受体，使得外源枸橼酸氯米芬、尿促性素促排卵的效果不佳，这就是 DOR 患者即使进行体外受精促排卵也不能取得预想中多卵子的原因。而炔雌醇对下丘脑、垂体的抑制作用最强，可有效减少 FSH 的释放，同时协同体内 FSH 诱导 FSH 受体，使得卵泡恢复对促性腺激素的反应而恢复排卵。另外，卵巢储备功能低下患者卵子质量下降，导致排卵障碍，黄体功能不全，即使自然妊娠也较卵巢功能正常的妊娠妇女容易流产，原因包括胚胎质量问题、黄体功能低下等。所以首先需要利用雌激素对下丘脑垂体的负反馈作用抑制 FSH 水平，促进卵泡及子宫内膜的发育。但大量激素药物使用导致副作用及心脑血管疾病的风险增加，且激素药物和辅助生殖治疗费用昂贵，造成患者精神及经济的负担。中医认为"肾藏精主

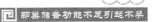

生殖，为先天之本"，DOR 以肾亏为主，反复妊娠丢失亦以肾虚为主，如本研究中常见患者出现腰膝酸软、头晕耳鸣、夜尿频多等肾精亏虚之症，盖因肾阴不足则肾髓不充，而腰酸膝软；肾为封藏之本，肾精亏虚，肾气不化而夜尿频频；"肝肾同源"，肾中精气亏乏，精血同源，肾精不足，化气化血乏源则气血亏虚，肝血不足，不能上荣头面而头晕耳鸣；或后天脾胃运化失调，无力运化气血，而至脾肾两虚，精血匮乏。加之病后情志不畅，肝气郁结，疏泄失常，故致气血不和，冲任不固。根据"肾藏精主生殖""经本于肾""任脉系于肾""任主胞胎"之理论，肾精虚衰则冲任失养，月经失调，难以受孕；冲任不固，则屡孕屡堕，难以系胎。又因女性素多思易郁，再加屡伤于经、产失血，肝失精血濡养而肝气抑郁，郁而不疏则肝逆，致母病及相乘脾土，则脾肾更虚，且肝气滞而血瘀，瘀阻冲任督脉，脉络不通而成不孕，或成癥瘕，或者流产，故成本病虚实夹杂之证。足见肾、脾、肝与本病发病密切相关，拟益肾疏肝佐以活血通络，以龟鹿二仙汤化裁。鹿角、龟板均为血肉有情之品，一阴一阳，阴阳双补、益肾填精为君药，肾虚不育者擅用。辅以菟丝子、淫羊藿温肾补阳；熟地黄、炒白芍、山茱萸拟地黄丸方滋阴补肾以补先天，防天癸早枯；党参、炒白术、紫苏梗健脾理气和胃，益后天以补先天，又防补肾药滋腻碍胃，共为臣药。黄芪扶助正气，佐以五灵脂、生蒲黄、路路通、皂角刺、当归养血并柔肝、疏肝通络之品，使肝气条达，且祛久病之瘀血，肝肾同源，补肾疏肝以调冲任。另外，《临证指南医案》有云："女子以肝为先天"，王老也强调此论，并非有悖"肾为先天""肾主生殖"的理论，而是指出女性从"天癸至"到"天癸竭"这段生理时段中，心理也逐渐成熟，七情致病也多发生于此阶段，所以治疗经孕产乳之病时从肝论治同样重要。加之胎儿屡孕屡堕，求之不得，肝气郁结，气血冲任失调，故临证诊治，辨属"肝病"之症，当重在调肝。调肝之法又分直接调肝与间接调肝两种，见肝本身原因引起的功能失调需理肝、疏肝、柔肝，此为直接调肝；若他脏之疾引及肝病，亦要在治疗他脏疾病的同时注意养肝、保肝、理肝，此为间接调肝。然而女性受先天体质、后天生活压力等影响形成易于紧张焦虑的心理特点，情志极易怫郁而不畅导致病理上肝失疏泄，实验证明精神因素造成体内 β - 内啡肽升高可抑制女性生殖功能。所以治疗女性卵巢功能低下患者，应该详查病因，斟酌方药，并注重心理治疗。精神症状在不孕及反复流产患者中常见，所以在用药前医师应该聆听患者疾苦，了解患者的生活习惯、工作环境，找到造成卵巢功能下降的根源，也强调向患者详细解释病情、缓解患者不孕不育带来的家庭和社会压力的必要。补肾疏肝中药及心理调治的运用，在改善患者肾虚肝郁症状方面更具疗效，可提高患者的依从性及信心。治疗复发性自然流产患者不可急功近利，中医理论中的"预培其损"即是要求孕前分阶段调治，发现受孕后及时保胎；每一阶段治疗方法与间隔都不同，又有因果关系交互影响，所以有专家建议2次以上流产后需详查病因，针对性治疗一段时间再备孕。

【诊断思路】

卵巢储备功能是指卵巢皮质区卵泡生长、发育、形成可受精卵母细胞的能力，包括存留卵泡的数量和质量两方面内容。卵巢储备功能降低意味着卵巢内存留的可募集卵泡数量减少，卵母细胞质量下降，这将导致生育力降低、不孕、复发性自然流产，甚至卵巢早衰或过早绝经。卵巢储备功能的常用预测指标有：年龄、基础性激素水平（FSH、LH、E_2、FSH/LH）、超声多普勒检测指标（如基础窦卵泡数、卵巢体积、卵巢基质血流等）、基础抑制素B、抗米勒管激素等。不仅FSH升高提示卵巢储备功能下降，且研究表明卵巢储备功能下降早期当FSH、LH尚处于正常范围或在正常的上限时，仅FSH/LH比值升高便可更早预测卵巢储备功能下降，因为FSH的升高比LH早。

西医诊断标准

①卵巢储备功能减退：指卵巢内卵母细胞的数量减少和（或）质量下降，同时伴有抗米勒管激素水平降低、窦卵泡数减少、血清卵泡刺激素水平升高；②不孕：凡婚后未避孕、有正常性生活、夫妇同居1年而未受孕者，称为不孕；③复发性流产：我国通常将3次或3次以上在妊娠28周之前的胎儿丢失称为复发性流产，但大多数专家认为，连续发生2次流产即应重视并予评估，因其再次出现流产的风险与3次者相近。

中医诊断标准

肾虚肝郁证：屡孕屡堕，腰酸膝软，小腹刺痛，月经后期或稀发，经来腹痛明显，头晕耳鸣，夜尿频多，舌质紫黯或舌边有瘀点，苔薄白，脉弦细涩。

【治疗方法】

1. 身心健康指导。首先，详听患者病情，了解患者的生活习惯、工作环境，找到造成卵巢功能下降的根源；其次，向患者详细解释病情、治疗方案及预后情况，缓解患者由不孕不育带来的家庭和社会压力；最后，对其生活习惯进行指导，使其尽量作息规律、饮食健康、适当运动。

2. 西药治疗。52 例患者在月经第 3 ~ 5 天检测 FSH、LH、E_2、T 值，利用阴道超声监测卵泡大小。根据患者卵巢储备功能，于月经期第 5 ~ 6 天起每天口服戊酸雌二醇片 1 ~ 2 mg 及炔雌醇片 0.0125 ~ 0.050 mg，共 21 天；月经第 10 天起 B 超监测排卵，根据内膜及卵泡生长情况调整雌激素的用量，并在排卵后加用地屈孕酮每天 20 mg；服用雌激素 2 个月后酌情予地屈孕酮片 10 mg 口服，共 10 天。未孕者则于转经第 5 天起重新给予以上顺序用药并连服 3 个月，3 个月后对未成功妊娠者在经期第 3 ~ 5 天复查 FSH、LH、E_2、T。

3. 中西医结合治疗。54 例患者的检测时间及方法同西医治疗组，服西药同时辨证给予以补肾调肝汤为主的中药复方（党参 15 g，知母 12 g，败酱草 15 g，五灵脂 15 g，蒲公英 15 g，生蒲黄 15 g，炒黄柏 12 g，皂角刺 12 g，路路通 12 g，当归 12 g，龟板 12 g，鹿角 12 g，砂仁 4.5 g，黄芪 12 g，菟丝子 15 g，淫羊藿 15 g，熟地黄 12 g，炒白芍 12 g，炒白术 12 g，山茱萸 12 g，紫苏梗 12 g 等），口服（一、三煎药液混合后分早晚饭后半小时）、灌肠（二煎浓缩 100 mL，每晚睡前）及热敷（煎煮后中药取纱布包裹）治疗。

【治疗绝技】

补肾调肝汤结合戊酸雌二醇片及炔雌醇治疗可以明显改善 DOR 患者的卵巢储备功能，最终提高妊娠率及增加排卵，并能降低血清 FSH 及 FSH 与 LH 的比值，提高 E_2 及 T 水平。接受治疗 4 ~ 6 个月即预治疗 3 个月后再备孕患者的妊娠率最高，体现了中医"预培其损"思想。

【参考文献】

李晶，王韵，吴克瑾，等. 补肾调肝汤结合雌激素治疗卵巢储备功能低下性不孕不育症患者临床疗效评估［J］. 辽宁中医药大学学报，2020，22（1）：113 – 116.

刘会玲补肾化痰活血法治疗多囊卵巢综合征不孕

【名医简介】

刘会玲，新郑市人民医院解放路院区主任医师。

【经典名方】

补肾化痰活血方。

组成：熟地黄 20 g，淫羊藿 20 g，皂角刺 15 g，山慈菇 15 g，山药 12 g，补骨脂 20 g，陈皮 12 g，香附 12 g，桃仁 12 g。

【学术思想】

在全球不孕的 8 亿患者当中，多囊卵巢综合征因素占比为 5% ~ 15%，且近些年呈不断上升的趋势，不仅影响了女性的生育，而且对其情绪及家庭婚姻均有着不同程度的影响，因此医学界对不孕不育患者给予了广泛重视，该问题也成为世界生殖的健康问题。临床实践认为多囊卵巢综合征的发生与遗传因素、环境因素、易感因素均有着不同程度的关系，但是现代医学并没有对该疾病发生的病理机制进行明确，因此缺乏特效的药物进行治疗。临床上一般给予单纯的促排卵药物进行干预，以便于在药物的直接或是间接的刺激下，诱发排卵，获取多个或少量的卵子。枸橼酸氯米芬具有较强的抗雌激素效应及较弱的雌激素作用，该药物作用于人体后可激发下丘脑部位做出反应，便于与雌激素竞争受体，将雌激素的负反馈作用进行抑制，促进脑垂体分泌黄体生成素、卵泡刺激素而发挥作用。虽然该药物能够起到一定的促排卵作用，但是西药具有一定的不稳定性，存在排卵率高，但是妊娠率、流产率高的特点，也容易引发卵巢过度刺激综合征等并发症的发生，故而选择有效的促排卵药物同时，调节机体状态有着至关重要的作用。中医并没有多囊卵巢综合征的疾病名称，根据疾病的临床表现等可将其归属于"不孕""闭经"等范畴，发病机制与肾气不足有着较大的关系。且由于卵子是生殖之精，其发育成熟的重要条件为肾阴，肾阳则是卵子排出及生长的内在动力。故而中医认为肾虚是多囊卵巢综合征疾病发生的主要原因，治疗时当以补肾、活血、化痰为原则。补肾化痰活血法在临床中的应用效果较好，从临床实践中可知多囊卵巢综合征与女性的月经周期关系密切，当女性的月经周期经常不规律时，则易诱发多囊卵巢综合征的发生，引发内分泌、下丘脑—垂体—卵巢轴失调，进而刺激了黄体生成素的生成，使得卵泡膜细胞增殖明显，分泌大量的刺激素，继而增厚卵巢包膜纤维，阻碍卵泡刺激素的释放，以至于没有形成成熟的卵泡，从而引发了不孕。当给予中西药联合治疗后机体症状改善，体内激素水平稳定，进而可促进卵子的发育、卵泡的成熟。补肾化痰活血方中，淫羊藿、补骨脂及熟地黄等药物具有温肾助阳、补肾精的作用，其中淫羊藿具有明显的滋补阴阳作用，能够提高雌二醇水平（直接刺激卵泡颗粒细胞分泌雌二醇，也可以促进肾上腺皮质细胞分泌皮质酮）；熟地黄具有滋补阴血、益精髓之功效，更补肾水；补骨脂属于豆科药物，该药物具有温阳补肾的功效。香附及桃仁具有活血化瘀的功效，两者协同能够发挥滋补神经之功效。陈皮、山慈菇、皂角刺具有祛痰化瘀的效用，合用能够起到活血化瘀的效用，也利于对女性性腺轴的双向调节作用，不仅可以补血，而且利于血液循环，改善卵巢局部的血运，以促进卵泡的发育，诱发排卵，利于妊娠率的提高。

【诊断思路】

多囊卵巢综合征指的是以没有排卵及多囊卵巢为典型症状的临床综合征，患者可表现为高雄激素、胰岛素抵抗、持续的不排卵等症状。传统医学认为该疾病的发生机制为肾虚，加之脾阳失于温煦，造成一系列临床综合征。西医一般给予多囊卵巢综合征排卵障碍的患者促排卵药物，能起到一定的效果，但是不能够从根本调节机体情况，进而不利于优质卵泡的排出。中医在促排卵药物的基础上加以补肾、活血、祛痰等药物，可以调整阴阳，改善机体功能，利于受孕。

【治疗方法】

给予补肾化痰活血方治疗，水煎服，每天 3 次，在经期间停止用药，连续治疗 6 个月。在月经周期的 12 天后进行 B 超检查，对卵泡进行分析，当其直径超过 1.8 cm，且宫颈评分为 8 分及以上，则提示卵泡成熟，给予 hCG 5000～10 000 U 促发排卵。

【治疗绝技】

给予多囊卵巢综合征患者补肾化痰活血方进行干预，明显调节了机体功能、激素水平，促进了卵子的成熟，提高了患者的受孕率。

【参考文献】

刘会玲. 补肾化痰活血法在 PCOS 不孕不育患者中的实施效果及对周期排卵率的影响 [J]. 黑龙江医药科学，2020，43（6）：56－57，59.

任亚萍补肾活血方治疗排卵障碍性不孕

【名医简介】

任亚萍，许昌市中医院妇产科主任医师。

【经典名方】

补肾活血方。

组成：鸡血藤、丹参、川牛膝、赤芍、益母草、女贞子、桑寄生、泽兰、当归、蒲黄、菟丝子、枸杞子。

【学术思想】

排卵障碍是导致女性性特征、心理变化及生殖功能发生变化的重要因素，是导致育龄女性不孕的首要原因，其病理机制复杂，下丘脑—垂体—卵巢轴（HPO）、甲状腺、卵巢调节功能、肾上腺等任一环节发生病变都可引发排卵障碍，从而导致不孕不育。临床上针对排卵障碍性不孕常用西药枸橼酸氯米芬，其属于抗雌激素药物，药理机制是通过雌激素对 HPO 负反馈作用的抑制，提升 FSH 水平，达到促排卵的目的，但患者服药后易出现不良反应，如高排低孕、流产率高、卵巢过度刺激综合征等。传统中医治疗排卵障碍不孕不育有独特优势。中医学认为导致排卵障碍的主要原因是肾虚血瘀。肾藏精，是人的先天之本，肾是生殖功能的主导器官，若人体肾气充足、肾气盛，则生殖功能正常，在肾阴濡养及肾阳推动下，生殖之精卵子才能更好地成熟并排出，妊娠可能性才大。针对排卵障碍不孕患者，对其给予补肾活血方进行治疗。原因在于补肾、活血化瘀是补肾活血方的治疗重点，药方中有大量的补阳中药，如川断等，同时有补阴中药，如女贞子等；方中的泽兰、牛膝、当归、蒲黄、鸡血藤等多味中草药均具有很好的活血化瘀、促进肾脏阴阳转化的功效，多味中草药结合使用，能有效促进阴阳的互补及转化，促进卵泡的成熟，使卵泡的血液循环可以正常开展，从而达到改善患者排卵的目的，利于患者实现妊娠。

【诊断思路】

不孕不育的医学定义为 1 年内未采取任何避孕措施，夫妻性生活正常且没有成功妊娠。不孕不育可分为男性不育和女性不孕，具体病因主要有：排卵异常、生精异常、精液异常、输卵管异常、子宫内膜异位症及其他不明原因的不孕。其中生精异常和精液异常通常为男性不育的主要原因，排卵异常、输卵管异常、子宫内膜异位症等是女性不孕的主要原因。近年来，随着生态环境等因素的变化，不孕不育患者逐渐增加。

【治疗方法】

给予补肾活血方治疗，药材剂量根据患者自身情况而定，文火煎熬，熬制并装成袋，1 袋/次，每天 3 次，连续服药 14 天。以 3 个月经周期为 1 个疗程，所有患者均治疗 2 个疗程。

【治疗绝技】

给予排卵障碍不孕患者补肾活血方治疗，子宫内膜情况及血清性激素水平显著改善，值得临床推广及应用。

【参考文献】

任亚萍. 补肾活血方案对排卵障碍性不孕不育患者子宫内膜及血清性激素水平的影响 [J]. 河南医学研究，2017，26（18）：3389 - 3390.

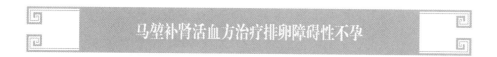

马堃补肾活血方治疗排卵障碍性不孕

【名医简介】

马堃，中国中医科学院研究员。

【经典名方】

补肾活血方。

组成：女贞子、桑寄生、泽兰、当归、鸡血藤、赤芍、益母草、丹参、川牛膝、蒲黄、菟丝子、枸杞子。

【学术思想】

排卵障碍是影响女性生殖功能、性特征及心理的重要因素，是引起育龄妇女不孕的主要原因之一，其发病机制较为复杂，下丘脑—垂体—卵巢轴、卵巢内调节功能、甲状腺及肾上腺等任何一个环节的病变均可导致排卵障碍而引发不孕。西医治疗排卵障碍性不孕的常用药物为枸橼酸氯米芬，它是一种抗雌激素药物，通过抑制雌激素受体解除雌激素对下丘脑—垂体—卵巢的负反馈作用，FSH 水平随之上升，从而达到促排卵的效果，但易出现高排低孕、卵巢过度刺激综合征、流产率高等不良反应。而传统中医药在排卵障碍的治疗中发挥了独特优势。中医认为肾虚血瘀是排卵障碍性疾病的主要原因。肾藏精，为先天之本，肾气盛，肾精充足，则肾主生殖的功能正常，在肾阴的濡养与肾阳的推动作用下，卵子作为生殖之精才能发育成熟并排出，才有妊娠的可能。肾虚是排卵障碍性不孕的病理机制，血瘀则是其病理表现，是贯穿始终的重要因素。在疾病疗效方面，中医药对高催乳素血症、黄体功能不足及卵巢储备功能减退有显著疗效，可以促进排卵，改善症状。多囊卵巢综合征的治疗中，枸橼酸氯米芬疗效稍好，主要与其促排卵作用有关，但从远期疗效观察，补肾促卵冲剂改善患者症状，提高妊娠率。未破卵泡黄素化综合征的治疗中，补肾促卵冲剂总有效率明显优于枸橼酸氯米芬，主要原因是服用枸橼酸氯米芬有可能导致卵巢过度刺激综合征，而补肾促卵冲剂则未发现有此方面不良反应。由于无排卵型功能失调性子宫出血纳入病例较少，还需要进一步研究。补肾促卵冲剂与枸橼酸氯米芬均可以促进卵泡发育，而补肾促卵冲剂在促进子宫内膜生长方面优于枸橼酸氯米芬。补肾促卵冲剂对PRL有明显调节作用，可调低PRL，调高E_2，有助于缓解患者紧张焦虑的情绪、促进卵泡及子宫内膜生长，提高排卵率及妊娠率。而枸橼酸氯米芬对血清性激素水平的调节作用不明显。

【诊断思路】

①年龄20～40岁；②原发或继发不孕1年及以上；③符合无排卵型功能失调性子宫出血、多囊卵巢综合征、高催乳素血症、未破卵泡黄素化综合征、黄体功能不足、卵巢储备功能减退诊断标准；④依据中医诊断标准符合肾虚血瘀证。

参照《中华人民共和国国家标准－中医临床诊疗术语证候部分》及《中医妇科学》。主症：①婚后不孕，经色淡或紫黑，或有血块；②腰膝酸痛或腰脊刺痛、拒按。次症：①经行小腹胀痛拒按，血块排出后胀痛减轻；②性欲减退；③头晕耳鸣。舌脉：舌淡紫或有瘀点瘀斑，脉细涩。主症必备，次症具备1～2项，参照舌脉即可诊断为肾虚血瘀证。

【参考文献】

马堃，刘雁峰，何军琴，等. 补肾活血方案治疗排卵障碍性不孕不育的多中心随机双盲对照临床研究［J］. 中国中药杂志，2015，40（20）：3911－3915.

刘琼芳加减益经汤治疗卵巢储备功能减退不孕

【名医简介】

刘琼芳，梅州市第二中医医院主任医师。

【经典名方】

加减益经汤。

组成：熟地 30 g，白术 15 g，山药 30 g，当归 10 g，白芍 15 g，酸枣仁 10 g，丹皮 10 g，沙参 15 g，柴胡 15 g，杜仲 15 g，党参 20 g，丹参 20 g。

【学术思想】

2017 年《早发性卵巢功能不全的临床诊疗中国专家共识》证实，导致卵巢储备功能减退的原因可能与 X 染色体病变有关，雄激素水平低下、无法有效刺激子宫内膜是引发卵巢储备功能减退的重要始动原因。其他原因还有自身免疫功能、盆腔手术史、感染、代谢因素等原因。治疗方法多根据患者病因及生育需求进行选择，激素疗法属于较为常见的一种，主要是通过模拟人体生理周期激素水平变化进行外源性补充，从而加速卵泡发育，并通过 HPO 神经内分泌调节来抑制 FSH 释放，从而调整生殖内分泌轴的生理功能。目前临床实际工作中常用到戊酸雌二醇、地屈孕酮等，口服吸收、见效快，但劣势在于短期内效果较好，而用于长期治疗对卵巢功能并无明显的影响，且不良反应明显，因此具有局限性。李丽美等研究发现，加减益经汤可明显改善肾虚肝郁型卵巢功能减退患者的临床症状，可提高妊娠率。中医学认为，卵巢储备功能减退的病发与肾、肝、脾具有密切相关性，经本于肾，肾为天癸之源、冲任之本，天癸是促使月经产生的重要物质，对冲任发挥重要生理作用，天癸充盈靠水谷精气滋养，随肾气虚衰而竭止，肾气旺盛，则精血充沛；肾气亏虚，则气血不调，冲任失和，经断无子。而肝藏血，主疏泄，喜条达，肝血下注冲脉，司血海之定期蓄溢，肝血充足，气机条达，则经期而至，量、质兼优。肝肾同源，肾主闭藏，肝主疏泄。再者，脾胃为后天之本，气血生化之源，脾胃健运，则血海充盈。因此补肾疏肝兼以健脾活血是治疗主导方向。加减益经汤疗效明确，组方精简，兼顾多个病机，是治疗本病之良方。方剂中熟地益精填髓、滋阴养血，白芍疏肝理气、平肝敛阴、柔肝养血，柴胡疏肝郁、升阳、畅情志、除虚劳烦热，山药补中益气、消渴生津，当归补血活血、调经止痛，白术健脾益气、燥湿利水，酸枣仁补肝宁心，丹皮清热凉血、活血化瘀，沙参清热养阴，杜仲补肝益肾，党参益气健脾、养血生津，丹参活血调经、祛瘀止痛。诸药合用，肾、肝、脾同调，共奏补肾疏肝、健脾活血之功，从而改善临床症状及体征，促进卵泡发育，提高妊娠率。现代药理学证实，熟地提取物可促进淋巴细胞增殖，提高白介素 – 2（IL-2）、白介素 – 4（IL-4）、干扰素 – γ（IFN-γ）等水平，促进血虚小鼠骨髓造血干细胞增殖分化，促进血红蛋白和外周血红细胞恢复，因此具有增强免疫力、促进造血的作用。且加减益经汤安全性高，值得信赖。

【诊断思路】

卵巢储备功能减退即卵巢产生卵子的能力减弱、卵泡质量下降，是造成女性不孕的主要原因之一。该病发病隐匿，发病机制与病因复杂，目前西医暂无高效治疗方案，多以服用激素类药物为主。而激素类药物长期服用很容易导致体内物质代谢紊乱，如出现浮肿、心血管疾病等，很多患者难以接受。中医古籍并无卵巢储备功能减退这一病名，根据临床症状可归属为"月经病""不孕"的范畴，患者多以肾虚肝郁证居多，肾虚为本病的病机基础，并兼有肝郁、血瘀、脾虚。肾气—天癸—任通冲盛—血溢胞宫是月经产生的主要环节，肾精盈亏、盛衰是经水至与竭和摄精成孕的决定性条件，故治疗应以补肾疏肝为主，兼顾健脾、活血。加减益经汤滋养肾气、疏肝理气、活血养血，正符合肾虚肝郁型卵巢储备功能减退不孕不育辨证施治原则。肾虚肝郁型主症：经期不定，经量过少或过多，经色淡暗、暗红，质稀，经行不畅，夹血块，腰骶酸痛，乳房胀痛，不孕不育；次症：性欲减退，头晕耳鸣，神疲乏力，小腹胀痛，脘闷不舒伴叹息，舌脉：舌淡苔白，舌质红，脉弦或涩。

【治疗方法】

加减益经汤治疗，随证加减：肝肾阴虚者，选加知母、地骨皮；脾肾阳虚者，选加巴戟天、黄芪、仙茅；血枯瘀阻者，选加首乌、黄精、桃仁。上药加水 500 mL，每剂药共煎取 200 mL 药汁，每日 1 剂，于早晚 2 次温服，月经期停服。持续治疗 3 个月经周期。

【治疗绝技】

加减益经汤治疗卵巢储备功能减退不孕不育疗效较高，可有效改善患者性激素指标，提高妊娠率，且药物安全性较高。

【参考文献】

叶秋芳，徐梅，刘琼芳．加减益经汤治疗卵巢储备功能减退不孕不育的临床观察［J］．云南中医中药杂志，2021，42（6）：48－50.

于秀利滋阴疏肝汤联合黄体酮胶囊治疗卵巢储备功能减退不孕

【名医简介】

于秀利，北京市东城金针研究学会海运仓中医门诊部主任医师。

【经典名方】

滋阴疏肝汤。

组成：山药30 g，女贞子、菟丝子、柴胡、龟板、熟地黄、乌药各15 g，甘草6 g、当归、香附各10 g。

【学术思想】

近几年，我国女性人群中卵巢储备功能减退不孕症发生概率在不断上涨，症状归属于中医的"闭经""不孕"等情况，而此种疾病的发病机制不够清晰，通常情况下认为其与遗传及免疫条件存在关联，还和患者生存环境与病毒感染等有着内在的关联。常规的治疗手段以雌、孕激素周期疗法为主，促使患者自身的生殖功能得以调节，产生一定功效，然而难以避免出现不良反应，因此提升疾病治疗有效性为重中之重。于主任采取滋阴疏肝汤联合黄体酮胶囊治疗，滋阴疏肝汤中当归与龟板存在补血的功效，女贞子及菟丝子存在补肾益精的作用，甘草与山药存在健脾的作用，乌药可以帮助患者温肾散寒，配合黄体酮胶囊进行治疗，对改善女性患者卵巢功能产生积极的影响。

【诊断思路】

卵巢储备功能简言之就是女性机体内卵巢生成卵子的数量及质量，在一定程度上可以视作判断机体生育能力的依据。若卵巢储备功能减退，会制约女性生育能力，且在年龄的增长之下，女性自身的生育能力会逐步降低，卵泡数量减少造成不孕。

【治疗方法】

在患者月经第5天时进行戊酸雌二醇片治疗，指导患者口服，每天

1 mg，治疗 3 个星期。并且在患者月经期第 16 天口服黄体酮胶囊，每天 200 mg，连续服用 1 个月；在此基础上引进滋阴疏肝汤治疗，指导患者水煎服用，每天 1 剂，规格是 100 mL，持续服用 1 个月。

【参考文献】

于秀利. 滋阴疏肝汤联合黄体酮胶囊治疗卵巢储备功能减退不孕不育的临床有效性研究 ［J］. 临床医药文献电子杂志，2020，7（30）：167.

曹雪梅滋阴疏肝汤治疗卵巢储备功能减退不孕

【名医简介】

曹雪梅，三门峡市中医院妇产科主任医师。

【经典名方】

滋阴疏肝汤。

组成：当归、香附各 10 g，龟板、杜仲、枳壳、乌药、熟地黄、菟丝子、女贞子、墨旱莲、竹叶、柴胡各 15 g，山药 30 g，甘草 6 g。

【学术思想】

一般随着女性年龄的增长，其卵巢储备功能会逐渐下降，35 岁后将明显下降，其不孕概率将显著上升，目前多种因素（压力、环境等）导致越来越多年轻女性卵巢储备功能减退。卵巢储备功能减退不仅导致女性不孕，还将影响性激素分泌，从而影响女性整体健康（皮肤、神经系统、骨质疏松、心血管疾病等方面），并对女性精神及家庭造成严重影响。在卵巢储备功能减退中，其卵泡数量的减少将导致卵泡对促性腺激素的敏感性降低，致使卵泡细胞发育不良，导致 FSH 水平升高，而高水平的 FSH 将导致剩余卵泡功能处于抑制状态，因而临床多表现为月经稀发、不排卵等症状；E_2 主要由生长卵泡产生，随着卵泡的生长而逐渐上升，基础 E_2 水平升高提示卵巢储备功能下降；高浓度 LH 诱发排卵，而过高的 LH 又刺激卵泡间质、卵泡膜细胞等分泌过多的雄激素，致卵泡成熟、排卵受到影响。各种性激素通过不同信号通路单独或相互作用，影响卵巢储备功能。卵巢储备功能减退将导致女性不孕不育，对女性心理、生理及家庭造成影响，因此，需积极改善患者卵巢储备功能。而临床治疗要点主要在于有力地调节患者内分泌系统，促使高水平性激素恢复到正常水平，以改善卵巢储备功能从而治疗不孕。戊酸雌二醇片为雌激素，可通过负反馈调节消除高水平 FSH 的影响，从而保护残存卵泡；黄体酮胶囊为孕激素制剂，其主要为孕卵着床提供条件。戊酸雌二醇片联合黄体酮胶囊可对患者内分泌系统进行调节，改善患者卵巢储备功能。中医认为该病病机为肝肾阴虚，肾为先天之本，主藏精、生殖，月经源于肾精，肾精足则天癸按时至，调养子嗣；若肾精匮乏，则耗泻无度，真阴受损，又肝肾同源，肾阴虚致肝阴血不足，而肝之疏泄失常，月经不调，久则不孕。另外，肝肾失调又将影响脾胃等脏腑，导致气血亏虚、心火亢盛，其治疗当以滋阴疏肝，并配合调气养血、益气健脾、清火宁心等方法。滋阴疏肝汤方中竹叶、柴胡为调达肝气、疏肝解郁之用，当归、龟板、熟地黄有补血调经、滋阴补肾之功，菟丝子、女贞子养肝明目、固精缩尿，山药、甘草健脾益气、滋补肾阴。诸药合用，共奏滋阴疏肝、益气健脾、调养气血的功效。

【诊断思路】

卵巢储备是指女性卵巢皮质内含有的原始卵泡，女性体内并无生产原始卵泡的功能，即女婴在出生后，原始卵泡便不再增加。卵巢储备功能减退则是指卵巢卵泡池内原始卵泡的数量及卵子质量下降，数量、质量下降到临界值将致使女性生育潜能降低，表现为不孕。卵巢储备功能减退又称卵巢功能减退，为卵巢早衰前期，常无特异性临床表现，其表现可能为月经周期紊乱、经量减少等，诊断依靠卵巢储备功能的测定。西医治疗主要给予性激素，但远期疗效不佳，还易引发胃肠道反应。中医对不孕、月经异常等方面有着丰富的治疗经验，且中医治疗效果稳定，不良反应较少。

诊断参照《实用妇科内分泌学》中相关标准，并结合实际情况：①FSH > 20 IU/L，或月经第 2 天 FSH > 25 IU/L；②婚后未采取避孕措施，正常性生活，但同居 2 年未妊娠，并经腹腔镜和超声检查确诊。辨证标准参照《中药新药临床研究指导原则（试行）》制定，其证候为肾虚肝郁：①主症为月经后期、量少，久则闭经，头晕耳鸣，腰膝酸软，胁胀作痛，情绪抑郁，潮热盗汗，并心烦少寐；②次症为经前乳胀，经来腹痛，口干且苦，齿松发脱；③舌红，少苔，脉弦细。

【治疗方法】

在来月经后第 5 天开始口服戊酸雌二醇片，每天 1 mg，连续治疗 21 天；并于来月经后第 16 天开始口服黄体酮胶囊，每天 200 mg，连续治疗 10 天。

1 个月经周期为 1 个疗程。在此基础上口服滋阴疏肝汤，将药材水煎至 100 mL，每天 1 剂，月经期停用，1 个月经周期为 1 个疗程。连续治疗 3 个月经周期。

【治疗绝技】

西药配合滋阴疏肝汤的临床疗效显著，且高水平的性激素下降更为显著。临床应用需要注意的是，中医重视辨证治疗，临床医师在实际应用中还需对患者具体症状及体征进行分析，并适当调整方剂。

【参考文献】

曹雪梅. 滋阴疏肝汤治疗卵巢储备功能减退致不孕不育临床研究 [J]. 新中医，2019，51（7）：183－185.

第四章　黄体功能不全引起不孕

张丽娜补肾疏肝法治疗黄体功能不全致不孕

【名医简介】

张丽娜，日照市岚山区妇幼保健院计划生育服务中心副主任医师。

【经典名方】

补肾疏肝方。

组成：女贞子、桑寄生、合欢皮、川断、丹参、白芍、熟地、紫石英、淫羊藿各 15 g，川芎 10 g，生甘草 6 g，柴胡 9 g，菟丝子 30 g。

【学术思想】

黄体发育不良或过早退化，能够导致分泌期子宫内膜发育迟缓，造成不孕，对患者身心健康均造成较大影响。在临床治疗中，黄体功能不全致不孕病理生理机制较为复杂，主要应用黄体酮及孕激素进行治疗。相关研究表明，应用孕激素可造成较大不良反应。在中医理论中，黄体功能不全性不孕的病理基础为肾虚，与脏腑气血功能失常关系较为密切，发病之本为肾元虚损，另外肝郁也占有重要地位，若患者肝失条达可能造成月经失调、黄体期黄体功能不足。补肾疏肝能够帮助患者卵泡发育成熟，提高患者垂体对黄体生成素反应，改善黄体功能，提高生活质量。

【诊断思路】

不孕不育的医学定义为 1 年内未采取任何避孕措施，夫妻性生活正常但没有成功妊娠。不孕不育可分为男性不育和女性不孕，具体病因主要有：排卵异常、生精异常、精液异常、输卵管异常、子宫内膜异位及其他不明原因的不孕。其中生精异常和精液异常通常为男性不育的主要原因，排卵异常、输卵管异常、子宫内膜异位等是女性不孕的主要原因。近年来，随着生态环境等因素的改变，不孕不育患者逐渐增加。

【治疗方法】

常规治疗的基础上给予补肾疏肝方，水煎服，1 天分 2 次服用黄体酮、枸橼酸氯米芬。

【治疗绝技】

补肾疏肝法治疗黄体功能不全致不孕不育的临床疗效较为理想，可显著提高妊娠率，帮助患者尽快恢复健康，具有临床推广的意义。

【参考文献】

张丽娜，郑旭东，马祖强. 补肾疏肝法治疗黄体功能不全致不孕不育的康复临床疗效［J］. 双足与保健，2018，27（13）：171－172.

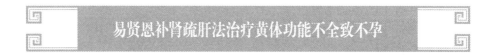

易贤恩补肾疏肝法治疗黄体功能不全致不孕

【名医简介】

易贤恩，阿勒泰地区中医医院主任医师。

【经典名方】

补肾疏肝方。

组成：茯苓、首乌、黄芪、当归各 20 g，熟地、肉苁蓉、木瓜、郁金各 15 g，石菖蒲、白芍、菟丝子、柴胡各 10 g。

【学术思想】

黄体功能不全是多种原因共同导致的，垂体分泌的催乳素不充足或严重超量、卵泡刺激素、黄体生成素严重不足等是导致本病的常见原因。平时患者并无明显临床症状，部分病例会出现月经频发、月经周期缩短、流产、不孕等。常规激素治疗方法往往会因为患者的个体差异而无法取得预期的治疗效果，且会引起较严重的不良反应，安全性较差。传统中医将黄体功能不全纳入"胎漏""月经不调"等范畴中，近年来，通过对中医调经内容的不断完善与革新，中医主张从发病机理、辨证分型等方面出发，首选补肾疏肝法进行治疗。补肾疏肝法有利于促使机体气血保持平衡状态，使孕育胚胎的基本条件得到满足，本方主要选择具有活血化瘀、补肾疏肝功效的药物对患者进行治疗，方中的菟丝子、熟地、黄芪、当归等调和气血、补肾疏肝、疏肝解郁、活血化瘀的治疗效果显著。

【诊断思路】

黄体功能不全主要指卵巢完成排卵后形成的黄体内分泌功能处于严重不足的状态，进而造成孕激素分泌、子宫内膜分泌转化不足等情况，最终形成排卵型功能失调性子宫出血，对受精卵着床产生影响，引起习惯性流产。黄体功能不全是导致不孕不育的主要原因，目前临床方面主要选择激素治疗促排卵，以提高受精率和妊娠率。但应用激素治疗过程中易产生副作用，局限性较大，疗效并不十分理想。

【治疗方法】

①予以常规西药治疗：自月经第 5 日开始予以枸橼酸氯米芬片口服，50 mg/次，每日 1 次，5 日后予以 B 超检查，确定排卵后予以地屈孕酮片口服，10 mg/次，每日 2 次，服用时间为 2 周，1 个月经周期为 1 个疗程。②予以补肾疏肝方治疗，辨证论治：阴虚者加熟地、威灵仙、巴戟天、白术；肾阳虚者加灵芝、泽兰、桃仁、败酱草；肾阴阳两虚者加陈皮、桂枝、茯苓、小茴香、三棱等。加水煎煮，取汁 400 mL，早晚各 1 次，连续治疗 1 个月经周期。

【参考文献】

易贤恩，张婧. 补肾疏肝法治疗黄体功能不全致不孕不育的临床效果[J].实用妇科内分泌电子杂志，2017，4（25）：53，56.

莽秀芬补肾疏肝法治疗黄体功能不全致不孕

【名医简介】

莽秀芬，华宁县妇幼保健院计划生育服务中心妇产科主任医师。

【经典名方】

补肾疏肝方。

组成：茯苓 20 g，当归 20 g，首乌 20 g，黄芪 20 g，肉苁蓉 15 g，郁金 15 g，熟地 15 g，木瓜 15 g，白芍 10 g，柴胡 10 g，菟丝子 10 g，石菖蒲 10 g。

【学术思想】

不孕不育是困扰家庭幸福生活的重要原因，随着时代的发展，外界环境的变化及人们工作压力的增加，当前不孕发病率还呈逐年上升的趋势，而黄体功能不全是影响不孕的重要因素之一。黄体功能不全发生的直接原因是黄体发育不良，或退化过早，它是造成女性不孕的重要原因之一，黄体功能不全性不孕的病理复杂，中医学对该疾病并无直接描述，从患者体征及临床症状来看，可视为"月经先期""不孕"等范畴，医学专家觉得其病理基础是肾虚，此外气血不足也是重要影响因素。一方面，肾脏藏精，主生殖，肾虚血亏导致天癸泌而无时，月经来潮异常，血海空虚冲任失调，子宫失养，故而发生了不孕；另一方面，肝脏是女性先天，主疏泄、藏血，疏泄失调、气血不和则内生瘀血，也对受孕影响很大。对黄体功能不全患者运用补肾疏肝的中药方治疗，方剂中当归、熟地、菟丝子、黄芪等药材合用相辅相成，夯实了活血化瘀、补肾疏肝、疏肝解郁、调理气血的治疗效果，可改善患者生殖内分泌功能，促进微循环，子宫、卵巢等生殖部位血流增加，有利于子宫发育、卵泡生长，进而起到成功受孕的效果。

【治疗绝技】

补肾疏肝法治疗黄体功能不全致不孕不育疗效确切，且具有一定用药安全性，同激素药物相比优势显著。

【参考文献】

莽秀芬. 补肾疏肝法治疗黄体功能不全致不孕不育患者的效果探究[J]. 实用妇科内分泌电子杂志，2018，5（7）：20-21.

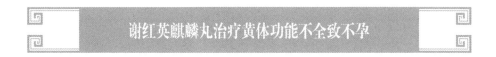

谢红英麒麟丸治疗黄体功能不全致不孕

【名医简介】

谢红英，赣州市中医院妇产科主任医师。

【经典名方】

麒麟丸。

组成：覆盆子、枸杞子、菟丝子、何首乌、淫羊藿、锁阳、墨旱莲、桑葚、白芍。

【学术思想】

黄体功能不全是指因黄体发育不良或过早退化而引起黄体酮合成不足或

子宫内膜敏感性降低，导致子宫内膜分泌期发育缓慢，进而对受精卵早期发育及种植造成影响。研究表明，月经正常的患者发生率可达30%以上，病情反复发作可对其生殖功能造成影响，从而引起不孕。近年来不孕不育发生率逐渐升高，其中约10%的患者为黄体功能不全所致。目前认为，血孕激素水平降低是本病的特点之一，孕激素可使子宫内膜转为分泌期，有利于胚胎生长发育，且可降低对缩宫素的敏感性。外源性补充孕激素是本病的主要治疗手段，可提高子宫内膜孕激素受体水平，从而达到治疗作用。中医认为，肾虚是不孕的基础，肾虚则可使肾—天癸—冲任—胞宫生殖轴功能紊乱，精血同源，肾精不足则气血生化不足。肾气亏虚，则冲任虚衰；肾阴亏虚，天癸生化乏源，血海空虚，不能濡养子宫、胞脉；肾阳亏虚，不能温养子宫、胞脉，均可导致无法摄精成孕。因此，治疗应重用养血填精之品，且考虑阴阳互根互用的原理，在养血滋阴的同时应联合少量温阳之品以促进阴精（卵泡）的生长发育。麒麟丸是治疗本病的常用药物，方中覆盆子、枸杞子、菟丝子、何首乌具有益气养血、补肾填精等功效；淫羊藿、锁阳温阳补肾、固精；墨旱莲、桑葚、白芍补肾养阴、柔肝养血；脾胃为后天之本，脾虚则气血生化不足，肾脏失于濡养，故以黄芪、党参、怀山药益气健脾；久病多瘀，丹参、郁金化瘀通络；瘀血不去可影响气机运行，青皮疏肝行气。覆盆子中富含黄酮、萜类、生物碱，具有抗血栓、抗衰老、抗氧化的功效。淫羊藿中的淫羊藿苷有拟雌激素作用，有延缓衰老、兴奋性功能的作用。锁阳中含有的多糖类、黄酮等，具有增强人体性功能的作用。党参、黄芪可提高机体免疫力。丹参中含有的丹参酮具有改善微循环、抗氧化、抗炎的功效。

【诊断思路】

黄体发育不良或黄体早衰会造成黄体功能不全，属于临床常见妇科病，会引起孕激素分泌不足，导致子宫内膜发育不良，无法维持受精卵从着床到发育的过程，从而引起不孕。目前本病的主要治疗手段是刺激黄体功能、补充孕激素，黄体酮胶囊是治疗本病的常用药，但临床疗效并不理想，且存在不良反应大的弊端。本病属中医学"无子""胎动不安"等范畴，中医认为肾主胞胎，调冲任，"肾虚"为本病的发病基础。麒麟丸具有温肾益精的功效，是临床治疗肾精亏虚型不孕的常用中成药。

诊断标准：基础体温双相，血清黄体酮<10 ng/mL，24小时的温差<0.3 ℃，体温上升时间>3天，高温相期不足11天，或高温相波动>0.1 ℃，且至少持续 3 个月。子宫内膜活检：可见经前期内膜至少差距正常人月经周期反应日期 1 天，且呈分泌期改变，所有患者均有正常性生活且 1 年以上未怀孕（未采取避孕措施）。

【治疗方法】

黄体酮胶囊，每次 100 mg，每天 2 次，连续口服 10 天，治疗 3 个月经周期。在此基础上联合麒麟丸，每次 6 g，每天 2 次，治疗 3 个月经周期。

【治疗绝技】

麒麟丸联合黄体酮胶囊治疗黄体功能不全致不孕疗效显著，可有效改善子宫内膜厚度及黄体酮水平，并使妊娠率明显提高，值得推广。

【参考文献】

谢红英，温雅兰. 麒麟丸治疗黄体功能不全致不孕不育的临床观察[J]. 光明中医，2018，33（2）：197 – 198.

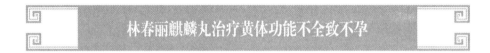

林春丽麒麟丸治疗黄体功能不全致不孕

【名医简介】

林春丽，湖南省妇幼保健院妇二科主任医师。

【经典名方】

麒麟丸。

组成：何首乌、覆盆子、丹参、怀山药、党参、墨旱莲、菟丝子、锁阳、白芍、淫羊藿、枸杞子、桑葚。

【学术思想】

黄体功能不全的最终结果是子宫内膜分泌反应性降低，其主要原因是排卵后卵泡形成的黄体内分泌功能不足及分泌黄体酮不足，主要特征为子宫内膜发育与受精卵发育不同步。黄体功能不全导致患者不孕，在一定程度上使近年来不孕发生率逐渐升高。除黄体功能不全外，多囊卵巢综合征也是导致女性不孕的原因之一。多囊卵巢综合征是一种常见的女性内分泌紊乱性疾病，不孕、月经异常、肥胖等均是其临床表现。多囊卵巢综合征致女性患者不孕实际上是一种卵泡发育不成熟、排卵功能障碍的内分泌综合征，导致这一现象的主要原因是患者下丘脑—垂体—卵巢轴功能失常及肾上腺功能紊乱。多囊卵巢综合征与黄体功能不全造成了大量患者不孕不育，给患者自身带来了许多负面情绪，同时给患者家庭带来了沉重压力，严重影响患者的正常生活。黄体酮胶囊是临床治疗黄体功能不全致不孕的常用药物，其具体作用是通过对下丘脑的负反馈调节，对垂体前叶黄体生成激素的释放形成一定程度的抑制作用，以此促使卵泡不能发育成熟，从而对卵巢排卵过程发挥有效的抑制作用。相关研究表明，黄体酮胶囊治疗黄体功能不全致不孕不育，虽然能对病情起到一定的缓解和控制作用，但整体来说，不能达到期望的效果，并且存在不良反应较大的弊端。因此，基于这一现实，需要寻求效果更好的治疗方法。中医认为，不孕不育的病因之一是肾虚，患者在肾虚的情况下，其肾—天癸—冲任—胞宫生殖轴功能紊乱，而由于精血同源，肾精不足会使气血生化不足、肾阳亏虚，则不能以一个较好的条件去温养子宫，从而导致患者不孕。因此，治疗不孕不育时，应注重养血填精，应用实际药物时，也应针对性地予以这方面的药物。麒麟丸是治疗不孕不育的主要药物之一，其采用温和调经、补肾填精、益气养血之品组方。主要成分包括何首乌、覆盆子、丹参、怀山药、党参、墨旱莲、菟丝子、锁阳、白芍、淫羊藿、枸杞子、桑葚等。其中何首乌、枸杞子、覆盆子及菟丝子能补肾填精、益气养血，从根源上提高患者的身体状态；墨旱莲、白芍及桑葚具有补肾养阴、柔肝养血的功效；淫羊藿和锁阳能温阳补肾，同时还起一定的固精作用；黄芪、怀山药和党参能益气健脾；而对于久病多瘀的患者，丹参能起到较好的化瘀通络作用。除此之外，淫羊藿中的淫羊藿苷还具有延缓衰老及兴奋性功能的作用；锁阳由于其自身含有黄酮和多糖类，能有效增强人体性功能；含有丹参酮的丹参能有效抗氧化及改善微循环；覆盆子也能在一定程度上抗氧化、抗衰老及抗血栓，这是由于其富含黄酮及生物碱；黄芪和党参能综合提高机体免疫力。多种药物联合制成麒麟丸，共同发挥作用，能在治疗不孕不育的过程中发挥十分强大的作用，对于机体调整和自身恢复具有重要的意义。麒麟丸不仅能有效治疗不孕不育，还能与其他药物联合应用，实现对部分男性病症的良好治疗效果。迟发性性腺功能减退症与男性年龄老化密切相关，伴有骨质疏松、性欲下降及失眠等诸多不良现象。男性精子 DNA 损伤引起的精子质量异常，是导致女性复发性流产的主要原因之一。而麒麟丸联合其他药物对上述 2 种病症有良好治疗效果。子宫内膜厚度低于能获得妊娠的阈厚度时可将其定义为薄型子宫内膜，是导致不孕不育的常见病因，发病机制较为复杂。因此，需要采取有效方法降低不孕不育的发生率。不孕不育患者服用麒麟丸能增加子宫内膜厚度。

【诊断思路】

不孕不育一直是家庭和社会面临的重大难题，其在未得到有效治疗的情况下，会严重破坏婚姻及家庭的和谐，甚至导致婚姻破裂，给患者人生带来了巨大的影响和打击。相关研究表明，女性患者因为黄体功能不全和排卵功能异常而不孕占比较高，分别为10%和30%。以排卵障碍、雄激素过多及月经失调为主要特征的多囊卵巢综合征，是导致女性不孕的主要原因之一。黄体功能不全是一种极为严重的病症，是指黄体内分泌功能失调，间接使子宫内膜分泌及孕激素分泌转化不足，在其他多种因素的共同作用下导致排卵型功能失调性子宫出血，影响受精卵着床，同时引发习惯性流产。黄体功能不全极大程度对患者的正常生育造成影响，因此需要采用合理有效的治疗方法对其进行有效控制。

【治疗方法】

给予黄体酮胶囊，100 mg口服，每日2次，持续用药10日，治疗3个月经周期。在此基础上给予麒麟丸，6 g口服，每日2次，治疗3个月经周期。

【治疗绝技】

麒麟丸治疗黄体功能不全致不孕效果较好，能增加子宫内膜厚度，提高黄体酮水平及妊娠成功率，改善患者症状，值得临床推广应用。

【参考文献】

林春丽，罗婷. 麒麟丸治疗黄体功能不全致不孕不育效果［J］.临床合理用药杂志，2021，14（8）：112 - 113.

董燕中药补肾疏肝方治疗黄体功能不全致不孕

【名医简介】

董燕，禹州市中医院主任医师。

【经典名方】

补肾疏肝方。

组成：当归、黄芪、首乌、茯苓各20 g，郁金、肉苁蓉、木瓜、熟地各

15 g，柴胡、白芍、菟丝子、石菖蒲各 10 g。

【学术思想】

中医学中并没有关于黄体功能不全致不孕的直接描述，但是从症状、体征来看，中医学将其纳入不孕、月经先期等范畴，其发病与肝肾、气血密切相关，尤其是肾虚对该病会产生重大影响。肾藏精，主生殖，肾气亏虚则会导致天癸泌而无时，无法正常月经来潮，血海空虚，冲任失调，胞宫失养，从而导致不孕。肝为女子先天，藏血，主疏泄，若疏泄失调，则可能导致气血调和不当，瘀血内生，从而影响受孕。现代中医学者结合医学的检测手段，对不孕不育发病机制的认识更加深刻，多数学者认为是肾虚肝郁导致的。还有学者认为在发病初期是脾虚，逐渐发展为肾虚，肾虚是导致不孕不育的主要原因。也有学者认为黄体期是阴充阳长，肾阳渐旺，胞宫温暖处于待孕阶段，若肾阳不足，那么就会出现阴转阳的迟缓进而出现黄体功能不全，出现体温升高但是不稳定、维持时间较短的情况，胞宫不暖，进而无法受孕，所以病因为肾阳虚。黄体的形成期是月经周期的 15 ~ 24 日，阳气的高涨使得肝经气火外扰，出现肝气郁结或肝郁化火的证候，从而出现更为严重的阳气高涨，所以黄体功能不全致不孕患者除存在肾虚外还多伴有肝气郁结，所以可将病因总结为肾虚肝郁。西医多采用激素治疗，能有效促进卵泡生长，提高孕激素水平，促进排卵，但是激素治疗的个体化差异较大，且长期用药的不良反应多，严重影响患者的生活质量。而结合发病机制为肾虚肝郁，在中医药治疗中，采用补肾疏肝、调理冲任的方法治疗，最终实现机体气血的均衡，满足孕育胚胎的基本条件。采用中医学中的补肾疏肝方治疗，其从发病机制出发，选用补肾疏肝、活血化瘀的药物，如熟地、当归、黄芪、菟丝子等具有显著的补肾疏肝、活血化瘀、疏肝解郁、调和气血疗效，治疗黄体功能不全致不孕效果确切，能显著改善患者的生殖内分泌功能，改善患者的微循环，增强造血功能，改善血液微循环，促使子宫、卵巢中的动脉血流灌注量增加，血流通畅，促进卵泡的生长、子宫内膜发育，促进排卵，达到治疗效果。同时在用药治疗中遵循中医学的辨证论治原则，结合患者的症状特点对方药加减，体现出治疗的整体性，实现对整体气血的调节，提高治疗效果。

【诊断思路】

黄体功能不全是导致不孕的重要因素之一，机体的黄体分泌黄体酮不足或黄体的过早萎缩，都会导致子宫内膜分泌不佳，进而影响受精卵着床。在临床治疗中，西医多采用激素治疗，其不良反应较大。

【治疗方法】

给予中药补肾疏肝方治疗，同时根据患者的辨证分型给予药物加减治疗，对于肾阴虚的患者加用威灵仙、熟地、白术、巴戟天；对于肾阳虚的患者加用桃仁、败酱草、泽兰、灵芝；对于肾阴阳两虚的患者加用小茴香、桂枝、茯苓、陈皮、三棱等。中药煎成 400 mL 药汁，分早晚 2 次服用。连续用药治疗 1 个月经周期。

【治疗绝技】

在黄体功能不全致不孕的临床治疗中，采用中医补肾疏肝法治疗效果确切，有助于患者早日康复，提高生活质量。

【参考文献】

董燕. 中药补肾疏肝方治疗黄体功能不全致不孕不育 90 例效果探讨 [J]. 海峡药学，2017，29（3）：163 – 164.

第五章 免疫性不孕

李改非补肾扶正汤在治疗免疫性不孕不育中的应用

【名医简介】

李改非，南阳医学高等专科学校副教授。

【经典名方】

补肾扶正汤。

组成：黄芪、贯众、当归各20 g，丹参、赤芍、茯苓各15 g，白术、山药、枸杞子、菟丝子、红花、牡丹皮各10 g，甘草、紫河车、防风各5 g。

【学术思想】

免疫性不孕不育占各种原因致不孕不育的20%～40%，近年来其发病率呈上升趋势，给人们的生活造成了严重的影响。目前，西医治疗免疫性不孕不育效果欠佳、不良反应明显、易复发，而中医药可从总体上扶正固本、活血化瘀，提高机体免疫能力，改善患者的生殖能力，越来越受到人们的关注。中医学认为，免疫性不孕不育的病因之本为肾虚，病因之标是感染或损伤，湿热毒邪侵袭，冲任失调，治疗的关键是补肾，调节免疫能力。对免疫性不孕不育患者采用补肾扶正汤辨证加减治疗。方中茯苓、山药具有补脾肾之功效；当归、丹参、牡丹皮、赤芍具有活血化瘀之功效，抗缺氧、抗凝集、抗自由基等作用明显；白术、黄芪可提高机体免疫力，有益气健脾之功效；菟丝子、枸杞子、紫河车等阴中求阳、补肾益精；防风等抗过敏、抗变态反应；甘草有类激素作用兼具清热解毒之功效。从实际临床应用效果的角度观察，采用补肾扶正汤治疗免疫性不孕不育，标本兼治，扶正祛邪，安全有效，值得临床推广应用。

【诊断思路】

免疫性不孕不育由生殖系统抗原的同种免疫或自身免疫引起，指同居男女之间有正常的性生活（无任何避孕措施）1 年以上而没有妊娠的状况，对夫妻的生活质量构成了严重影响。其中抗精子抗体（AsAb）是造成免疫性不孕不育的重要原因之一，西医隔绝治疗（避孕套）及免疫抑制剂（泼尼松）治疗，复发率高，且易诱发各种并发症，妊娠率仍较低，效果不佳。

【治疗方法】

采用补肾扶正汤辨证加减治疗，肝肾阴虚型，加熟地、巴戟天各 15 g，女贞子、麦冬各 10 g 等；湿热型，加白术、茵陈各 15 g，黄柏 10 g 等；肾阳虚兼脾胃虚弱型，加巴戟天 10 g、肉桂 5 g。每天 1 剂，水煎，分 2 ~ 3 次温服。两组均连续用药 3 个月，即为 1 个疗程，观察 2 个疗程。

【参考文献】

李改非，周小琳. 补肾扶正汤在治疗免疫性不孕不育中的应用 ［J］. 新中医，2012，44（11）：46 – 47.

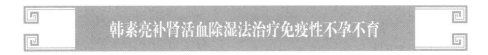

韩素亮补肾活血除湿法治疗免疫性不孕不育

【名医简介】

韩素亮，潍坊市市直机关医院中医科主任医师。

【学术思想】

近年来，我国免疫性不孕不育患者的数量在不断增加，产生了较大的不良影响，因此只有予以良好的治疗，才能够缓解不良症状，使其正常妊娠分娩。在现代医学中，人类的生殖腺与生殖细胞及其产生的激素均具有抗原性，导致免疫反应，会对精子与卵子的运动功能造成影响，并对精卵结合形成干扰，使得受精卵不能正常着床，继而造成免疫性不孕不育。通过使用常规西药治疗后，虽然能够在一定程度上缓解不良症状，但却无法从根本上进行改变，因而无法使患者正常怀孕。在中医学中，免疫性不孕不育的发生主要与肾脏有密切关联，瘀血夹杂湿热蕴结于下焦，热扰精巢或湿热瘀结于胞宫，从而导致免疫性不孕不育症状的发生，因此临床采用的主要治疗原则即为补肾填精与活血除湿。医生多使用补肾活血除湿方治疗，主要成分包括茯苓、生地、续断、桑寄生、白术、川芎、赤芍、薏苡仁、牡丹皮、红藤、甘草、紫河车等。桑寄生、茯苓等具有良好的补肾效果，牡丹皮、川芎、紫河车能够起到较好的活血化瘀、免疫改善的作用，可以共同发挥调节患者身体机能、辅助患者受孕的作用；甘草能够对上述药物进行调和，从而降低对患者的不良刺激。将上述药物成分进行联合使用后可以减轻免疫反应，改善子宫微循环，进而促进患者怀孕。除此之外，临床医生还能够依据患者的实际情况添加针对性的成分，因而能够使其获得良好的效果。但仍然需要对药物成分进行完善，以便能够获得更进一步的效果。

【诊断思路】

不孕不育作为一种临床常见病症，其发病率也在逐年递增。免疫性不孕不育是指在无任何避孕措施的情况下，夫妻之间有正常的性生活，但是 1 年以上未怀孕的现象。随着时间的推移，不孕不育会给夫妻双方的生活质量和婚姻幸福带来严重的后果。随着该病发病率的逐年升高，研究一种能有效治疗免疫性不孕不育的方法尤为重要。评价指标：抗精子抗体（AsAb）、抗心磷脂抗体（ACA）、抗子宫内膜抗体（EMAb）、雌二醇（E_2）、血清睾酮（T）、黄体生成素（LH）、卵泡刺激素（FSH）、催乳素（PRL）及受孕情况。治疗效果判定标准：假如结束 1 个疗程后，AsAb、ACA、EMAb 均呈阴性或经过治疗后该男性患者的妻子或女性患者受孕，则判定为治愈；假如AsAb、ACA、EMAb 阳性，在治疗 1 个疗程后，AsAb、ACA、EMAb 均呈阴性或经过治疗后男性患者的妻子或女性患者受孕，则判定为有效；假如经治疗 2 个疗程后，AsAb、ACA、EMAb 仍呈阳性或经过治疗后男性患者的妻子或女性患者始终未能成功受孕，则判定为无效。

【治疗方法】

免疫性不孕不育的治疗方式。常规的西药治疗临床中多使用泼尼松、枸橼酸氯米芬、维生素 C 与维生素 E 等药物。均予以口服治疗，泼尼松为每日 2 次，共 4.8 mg；枸橼酸氯米芬为每日 3 次，共 15.5 mg；维生素 C 与维生素 E 为每日 2 次，共 40 mg。随着药物研究的不断深入，目前中医临床医生主要使用补肾活血除湿方进行治疗，若存在阴虚症状，加女贞子与知母等；若存在气虚症状，加黄芪与党参等。用水煎服，每日 1 剂，取汁150 mL，连续服用 3 个月。

【治疗绝技】

补肾扶正汤治疗免疫性不孕不育。

【参考文献】

韩素亮. 补肾活血除湿法治疗免疫性不孕不育的临床疗效综述［J］. 名医, 2020（7）: 165, 168.

刘莉莉补肾活血除湿法治疗免疫性不孕不育

【名医简介】

刘莉莉, 北京市门头沟区妇幼保健院中医妇科主任医师。

【经典名方】

补肾活血除湿方。

组成: 生地20 g, 续断20 g, 桑寄生20 g, 当归15 g, 山药20 g, 枸杞子20 g, 菟丝子20 g, 赤芍15 g, 丹参15 g, 茯苓20 g, 川芎15 g, 茵陈15 g, 红藤10 g, 白术15 g, 紫河车5 g, 牡丹皮10 g, 甘草5 g。

【学术思想】

受孕是一个复杂的过程, 包括正常精子和卵子的产生、运行, 精卵结合, 受精卵着床、生长发育及成熟等, 其中任何一个环节发生障碍均可导致不孕不育。随着生活环境及方式的改变, 不孕不育的发病率有逐渐上升的趋势, 在所有导致不孕不育的原因中, 免疫性因素占30%~40%。免疫性不孕不育已是临床上较为常见的不孕类型, 同时是生殖科医务人员最为关注的疑难杂症。现代医学研究发现人类的生殖腺和生殖细胞及其产生的激素均具有抗原性, 引起免疫反应, 会影响精子和卵子运动功能、干扰精卵结合, 导致受精卵不能正常着床, 继而造成免疫性不孕不育。中医学认为免疫性不孕不育多与肾有关, 肾藏精, 主生殖, 为先天之本, 胞宫主孕育胎儿, 肾精充盈, 胞宫得养自能摄精受孕, 临床常伴有瘀血夹杂湿热蕴结于下焦, 热扰精巢或湿热瘀结于胞宫, 以致不能孕育。故肾虚为主, 夹有血瘀湿热是免疫性不孕不育最基本的病理机制。本研究治疗的病例属肾精亏虚为本, 血瘀湿热为标, 故在临床上采用补肾填精、活血除湿法, 拟补肾活血除湿方治疗免疫性不孕不育。方中生地、桑寄生、续断、山药、菟丝子、枸杞子、茯苓、白术补益肝肾生精; 丹参、赤芍、川芎、大血藤、当归、牡丹皮除湿通络, 活血化瘀, 可助患者受孕; 甘草、紫河车具有调节免疫的作用; 诸药合用可以

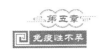

减轻免疫反应，改善子宫微循环，进而促进患者怀孕。数据显示，两组卵泡刺激素均显著下降，雌二醇显著上升，且组间比较存在显著差异，表明补肾活血除湿法治疗免疫性不孕不育有助于改善患者性激素指标，继而刺激卵泡生长，卵泡成熟后，进一步增加雌激素的释放量，激发排卵前促性腺激素的释放，能够改善卵巢的功能，促进排卵和受孕。

【诊断思路】

不孕不育是指在未采取避孕措施和婚后有正常的性生活的情况下，婚后1年以上而未受孕。免疫性不孕不育是指生殖系统抗原的自身免疫或同种免疫引起的不孕不育。疗效评定：用药治疗后，患者的阳性抗体均转阴，并且已受孕；或免疫性不孕不育患者经治疗后阳性抗体逐渐转阴。

【治疗方法】

给予补肾活血除湿方治疗，根据患者症状进行加减：偏阳虚加鹿角胶15 g，淫羊藿10 g；偏阴虚加女贞子10 g，知母10 g，墨旱莲15 g；偏湿热加黄柏15 g，栀子10 g；气虚加黄芪30 g，党参15 g；瘀血加红花10 g，桃仁10 g，没药10 g；月经过多加仙鹤草15 g，益母草30 g。水煎服，每日1剂，1剂分2次服用；3个月为1个疗程，共3个疗程。

【治疗绝技】

免疫性不孕不育患者采用补肾活血除湿法治疗具有明显的效果，能改善患者临床症状，改善性激素指标，降低不良反应发生率，提高受孕率，适合临床应用，值得进一步研究。

【参考文献】

刘莉莉，任长安. 补肾活血除湿法治疗免疫性不孕不育患者的临床疗效观察［J］. 中国现代医生，2017，55（16）：109 - 111.

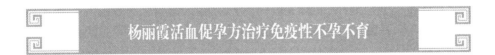

杨丽霞活血促孕方治疗免疫性不孕不育

【名医简介】

杨丽霞，井冈山市人民医院妇产科主任医师。

【经典名方】

活血促孕方。

组成：甘草5 g，白术15 g，女贞子15 g，茯苓15 g，丹参15 g，黄芪15 g，益母草15 g，续断15 g，桑寄生15 g。

【学术思想】

免疫性不孕不育主要发病机制为抗体增强，使免疫屏障受到损坏而引发，多为外伤或感染情况所致。患者的抗原与抗体结合后，其免疫应答被激活，进而逐渐出现器官功能紊乱，对正常排卵、内分泌、受精等多个过程产生严重破坏，致使不孕不育发生。西药治疗该病主要以糖皮质激素为主，经过药物作用降低免疫反应来缓解不孕症状。但长期研究显示该治疗方式获得的预后结果并不显著。传统中医认为该种不孕患者的病机为湿热蕴积，与体内湿热和瘀毒存在确切的相关性，进而患者出现经血亏虚、气滞血瘀等证型，影响摄精成孕环节。

【诊断思路】

免疫性不孕不育主要是指妇女自身机体免疫系统发生紊乱，进而逐渐增强了抗精子抗体，部分患者还会表现出精子过敏表现，最终引发生育功能障碍。随着女性生殖系统疾病发病率的不断上升及性传播疾病的逐年增加，该不孕不育疾病类型也呈现出日益增长的态势，对女性身心健康及家庭和谐产生了严重影响。

【治疗方法】

患者给予活血促孕中药方剂，水煎后早晚服用2次，每日1剂，经期停药，持续服用3个月。

【治疗绝技】

针对免疫性不孕不育患者采用中药活血促孕方治疗，可显著缓解内分泌紊乱症状，提高受孕率。

【参考文献】

杨丽霞. 活血促孕方治疗免疫性不孕不育45例 [J]. 中国中医药现代远程教育，2014，12 (18)：41 - 42.

高兰活血促孕方治疗免疫性不孕不育

【名医简介】

高兰，台山市中医院中医妇科主任医师。

【经典名方】

活血促孕方。

组成：桑寄生、续断、益母草、黄芪、丹参、茯苓、甘草、白术、女贞子各15 g。

【学术思想】

免疫性不孕不育疾病产生的原因很多，但大多是因为生殖系统抗原出现同种免疫或自身免疫。免疫性不孕不育是一种常见的不孕症，通常情况下指的是患者无相关的致病因素，生殖道功能和排卵都正常，而且配偶的精液检查也在正常的范围之内，但确有抗生育免疫的相关证据存在。不孕不育是生殖医学科常见的疾病之一，其中免疫性因素导致的不孕不育占到了1/5。随着女性生殖系统疾病发病率的不断升高，此种不孕不育类型的患者也呈现出逐渐增加的趋势。糖皮质激素是西医治疗此种疾病的常用药物，主要是在药物的作用下使患者的免疫反应降低，进而改善患者的不孕症状，但是相关研究结果显示，此种药物能发挥的作用十分有限。中医在治疗免疫学不孕不育方面具有独特的优势，根据患者的证型选择治疗方案。中医认为免疫性不孕不育发病的主要原因是由于患者气虚邪聚、湿热蕴积，进而出现经血亏虚、气滞血瘀等证型，影响摄精成孕环节。鉴于免疫性不孕不育的症状，需要改善患者气虚邪聚、湿热蕴积的现状。活血促孕方中含有黄芪、白术、茯苓和甘草等药物，具有健脾胃之功效，丹参、益母草等有行气活血之功效。现代药理学的相关研究发现，甘草、黄芪等草药还可以大大提高人体免疫力。克罗米芬、泼尼松、维生素C和维生素E均属于西药。克罗米芬是一种人工合成的非甾体制剂，它可以使患者的下丘脑雌激素受体得到有效控制，进而促进卵泡刺激素和黄体生成素的分泌，使患者能够尽快受孕。维生素C通过干预患者体内毒素的生成，促进伤口愈合；维生素E能使抗体的消除能力进一步加速，减缓细胞老化的速度，是一种常见的抗氧化剂。

【诊断思路】

不孕不育是妇科的多发病、常见病，指成年男女未采用任何避孕措施进行正常性生活 1 年以上还未出现妊娠现象的病症。免疫性不孕不育是因为妇女自身生殖系统抗原自身免疫而引起的临床不孕症状，占不孕不育发病人数的 20% ~ 30% 。当前由于人们观念的变化和生活方式的改善，妇女生殖系统相关疾病的发病率表现出不断上升的趋势，另外性病的传播率每年也都在增加。使得免疫性不孕不育的发病率变得比之前更高，不管是对女性的身心健康还是对家庭的和谐都产生了十分严重的影响。

【治疗方法】

给予常规西药治疗，口服克罗米芬 45 ~ 50 mg/次，1 次/日；口服泼尼松 4.5 ~ 5.0 mg/次，2 次/日；口服维生素 C 150 ~ 200 mg/次，3 次/日；口服维生素 E 50 ~ 100 mg/次，2 次/日。在此基础上，对患者采用活血促孕方剂，用水煎煮后服用，早晚各服用 1 次，1 剂/日。治疗时间为 3 个月。患者在经期停用药物。

【治疗绝技】

对于免疫性不孕不育患者采用活血促孕方进行治疗，可以提高治疗总有效率，降低抗精子抗体，使患者更好地受孕。

【参考文献】

高兰，陈启亮，黄碧欣. 活血促孕方治疗免疫性不孕不育的疗效观察 [J]. 中国现代药物应用，2017，11（9）：20 - 22.

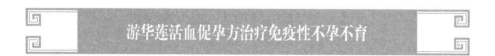

游华莲活血促孕方治疗免疫性不孕不育

【名医简介】

游华莲，徐闻县人民医院妇产科主任医师。

【经典名方】

活血促孕方。

组成：甘草 5 g，白术 15 g，续断 15 g，女贞子 15 g，茯苓 15 g，黄芪 15 g，益母草 15 g，桑寄生 15 g，丹参 15 g。

【学术思想】

近年来，免疫性不孕不育的发病率呈上升趋势，越来越引起临床重视。因此如何采取有效的治疗手段，控制免疫力与生育力间的相互作用，恢复患者的正常生育功能，具有重要的临床价值。针对免疫性不孕不育，西医常采用枸橼酸氯米芬胶囊、维生素 C 片、维生素 E 软胶囊等药物进行治疗。枸橼酸氯米芬胶囊是一种抗性激素药，对雌激素有弱的激动与强的拮抗双重作用，能够刺激卵泡生长与成熟，改善卵巢功能。维生素 C 片在生物氧化和还原作用及细胞呼吸中起重要作用，能显著提高机体的免疫功能；维生素 E 软胶囊是一种辅助治疗药，能促进女性雌激素的分泌。但大量的临床实践数据表明，长期单独使用西药治疗，病情易反复，疗效不能令临床满意。中医辨证论治认为，免疫性不孕不育属于"全不产"范畴，与湿热蕴积、气虚邪聚等发病机制相关。因此，针对该病，应重视行气活血、补益正气，以消除相关证候。近年来，活血促孕方在治疗免疫性不孕不育方面得到一定的应用。方剂中，茯苓、黄芪、白术、甘草可补益脾胃；益母草、丹参、赤芍可补血益气、活血化瘀；白芍可柔肝止痛；女贞子、桑寄生、生地可滋阴补肾、活血养血。诸药配伍熬制后按疗程服用，可奏活血、正气、养血之功效。

【治疗方法】

给予常规西药治疗：①枸橼酸氯米芬胶囊，口服，剂量为 50 mg/d，自月经周期的第 5 天开始服药，共服用 5 日，直到受孕，或重复 3~4 个疗程；②维生素 C 片，口服，剂量为 1 片/次，每日 1 次；③维生素 E 软胶囊，口服，剂量为 1 粒/次，每日 2~3 次。连续治疗 3 个月。在常规西药治疗的基础上加用活血促孕方。在使用活血促孕方的基础上辨证论治：①痰湿者：加半夏 5 g、陈皮 5 g；②气血不足者：加当归 5 g、党参 5 g。将方剂正确配比后，加水 700 mL。采用冷水浸泡 30 分钟，大火煮开后，转为文火，煎煮 30 分钟，取汁 0.2 L，再次加水 0.2 L，二次煎煮 30 分钟，取汁 0.2 L，每天早晚 2 次空腹服用，1 剂/日。经期停服，连续治疗 3 个月。

【治疗绝技】

常规西药加用活血促孕方治疗的患者免疫性抗体转阴情况、临床有效率均明显优于单用西药治疗的患者，效果更加显著，值得推广应用。

【参考文献】

游华莲，郑群，赵仕区. 活血促孕方治疗免疫性不孕不育的临床价值研究［J］. 中国医药科学，2020，10（2）：102-104.

何敬月助孕汤治疗免疫性不孕不育

【名医简介】

何敬月，肥城市中医医院主任医师。

【经典名方】

助孕汤

组成：黄芩、白术、党参、益母草、桑寄生、续断、女贞子、茯苓、熟地、赤芍各15 g，当归10 g，甘草5 g。

【学术思想】

大量临床研究表明，免疫性不孕不育是免疫器官损伤引起的内分泌、受精、排卵功能障碍所致，抗精子抗体是致使不孕不育出现的主要原因，抗精子细胞聚集后，精子移动到宫腔的过程会受到抑制。西医对此病的治疗主要以抗体消除为主，应用药物主要为皮质激素，但效果往往不够理想。从中医理论方面来看，免疫性不孕不育的发病主要为正虚所致，在炎症、损伤、感染等因素的影响下，人体内的气血会有亏损出现，使精血处于亏虚状态。由此，对于免疫性不孕不育的治疗，需以活血、调节肾气为主。本文所用助孕汤由多味中药组成，其中甘草的主要功效是补脾益气、清热解毒，续断、桑寄生、女贞子具有良好的补肾效果，丹参可活血，白术可补气、固表、排毒。诸药联合应用，可实现良好的补肾、健脾、清热、解毒等功效，进而实现免疫性不孕不育的有效治疗。对于免疫性不孕不育的治疗，在常规西医治疗的同时，给予助孕汤可促进临床疗效的提升，使患者相关内分泌功能得到有效改善。综上，对免疫性不孕不育患者实施治疗时，临床上可积极应用助孕汤，使临床效果得以提升，进而实现患者生殖功能、生育质量的有效改善。

【治疗方法】

患者接受助孕汤治疗，以水煎煮，取200 mL药汁，1天2次服用，1天1剂。持续3个月的服药，经期时将所用药物全部停止。

【参考文献】

何敬月．免疫性不孕不育经助孕汤治疗的临床观察［J］.世界最新医学信息文摘，2017，17（46）：132.

王铭温胆汤辅助治疗痰湿性不孕不育

【名医简介】

王铭，利津县中心医院中医妇科主任医师。

【经典名方】

温胆汤

组成：生姜 12 g，半夏 6 g，陈皮 9 g，竹茹 6 g，枳实 6 g，茯苓 4.5 g，炙甘草 3 g。

【学术思想】

近年来，随着人们生活习惯的改变、社会压力的增加、环境问题的加重，不孕不育发病率也随之上升，给患者及其家庭带来了沉重的思想负担，寻找安全有效的治疗措施是临床医生及广大患者关注的重点。枸橼酸氯米芬胶囊属于选择性雌激素受体调节剂，通过刺激下丘脑促进黄体生成素、卵泡刺激素分泌，促使排卵。口服药效在体内能维持 5~7 日，药效维持时间长。治疗 1 年后妊娠率为 44.0%，血清免疫抗体水平有所下降，取得了一定的治疗效果，但是疗效还有待提高。中医认为痰湿性不孕不育主要与痰湿内阻、情志不舒、胞宫虚冷、冲任不固、肾阳亏虚有关。温胆汤中生姜具有解表散寒、温阳通脉的功效；半夏具有消痞散结、燥湿化痰的功效，改善患者的内分泌功能，改善子宫血液循环；陈皮具有燥湿化痰、理气健脾的功效，增强脾胃运化功能，改善冲任不养症状，保护子宫黏膜；竹茹具有清热止呕、静心除烦、化痰止呕的功效，与半夏联用增强清泄胆热、燥湿化痰之功效；枳实破气消积、消痞除闷；茯苓利水渗湿、补益脾胃，炙甘草调和药性。诸药联合共奏燥湿化痰、行气通络、理气健脾的功效，能够增强卵巢功能，使生殖系统血脉畅通，提高成功妊娠率。中药制剂长期使用无不良反应，调和阴阳、扶正祛邪，与西药联用产生协同作用。

【诊断思路】

不孕不育是育龄夫妇的常见病，发生率为 10% 左右，是指育龄夫妇正常性生活 1 年以上且未采取避孕措施情况下未成功妊娠的现象。通过临床观察发现，年龄越大，发生率越高。女性不孕原因主要与输卵管阻塞、排卵障碍、自身抗体、内分泌异常、感染因素、药物手术史等因素有关。西医主要采用促排卵药、疏通输卵管提高妊娠率，整体疗效还有待提高。

【治疗方法】

温胆汤治疗，每天1剂，早晚各服用200 mL，治疗3个月。

【参考文献】

王铭．温胆汤辅助治疗对痰湿性不孕不育患者血清免疫抗体及疗效与妊娠率评价［J］．实用妇科内分泌电子杂志，2017，4（33）：82，86.

叶文亭温胆汤治疗痰湿性不孕不育

【名医简介】

叶文亭，深圳市宝安区中心医院主任医师。

【经典名方】

温胆汤

组成：炙甘草3 g，清半夏6 g，茯苓4.5 g，竹茹6 g，枳实6 g，生姜12 g，陈皮9 g。

【学术思想】

近年来随着人们饮食习惯的不断变化与生活压力的逐渐增大，不孕不育患者的发病数一直呈逐渐上升趋势，且相关报道表明，患者的生育能力与其年龄呈负相关关系，即随着年龄的增大患者的生育功能也会逐渐下降，从而明显增大了不孕不育的发生风险。女性不孕不育的发生和排卵障碍、输卵管阻塞、免疫因素、卵巢功能减退、生殖道畸形等多方面因素有关，部分患者甚至未明确原因。现今临床上针对不孕不育患者主要施行中西医结合疗法，有助于促进内分泌状态的稳定，改善机体免疫，提高其抗感染、抗病毒能力，促进产妇妊娠。中医学认为，不孕不育的病机和肾气不足、肝气郁滞、气血失调、痰湿内阻等因素有关，而痰湿内阻型患者主要呈阳气亏虚、水湿内停、气化不利、聚而为痰等证，从而引发痰湿内阻，造成不孕，故临床治疗应以通络理气、祛湿化痰为主。取中药方剂温胆汤开展治疗，方内茯苓可达宁心健脾、渗湿利水之效；半夏可达消痰降逆、燥湿化痰之效；枳实可达散结、消痰之效；竹茹可达化痰除烦之效，联合半夏能够促进胆热倾泻；陈皮能促进半夏消痰行气之效；生姜具有散寒、止咳化痰之效；炙甘草可调和诸药。诸药混合可达除湿理气、通络化痰之效，有助于改善机体内分泌，提高机体免疫功能，促进卵巢功能的改善，从而有效提高其排卵作用。

【诊断思路】

不孕不育为妇科临床上的多发病，现今临床上针对输卵管与排卵障碍性不孕不育患者主要行药物、手术疗法，可获良好疗效，但针对部分未明确病因、免疫性不孕不育患者往往无法获得理想的疗效。近年来，中医疗法在不孕不育患者的临床治疗中取得了一定的进展，且效果已获相关临床实践证实。

【治疗方法】

常规西医治疗，即取枸橼酸氯米芬胶囊，口服用药，在患者月经期第5天时用药，每次服用50 mg，每天服用1次，连续用药5天，共接受为期3个月的用药治疗。同时加用中药方剂温胆汤辅助治疗，诸药水煎取汁250 mL，每天服用2次，共接受为期3个月的用药治疗。

【治疗绝技】

针对痰湿性不孕不育患者以中药方剂温胆汤治疗疗效显著，可有效改善血清免疫抗体，值得借鉴。

【参考文献】

叶文亭，温钱杏. 温胆汤治疗痰湿性不孕不育的疗效及对患者血清免疫抗体的影响分析［J］. 中医临床研究，2018，10（16）：36－37.

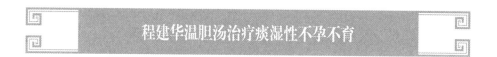

程建华温胆汤治疗痰湿性不孕不育

【名医简介】

程建华，重庆市开州区中医院门诊部主任医师。

【经典名方】

温胆汤

组成：炙甘草3 g，茯苓4 g，竹茹6 g，枳实6 g，清半夏6 g，陈皮9 g，生姜12 g。

【学术思想】

温胆汤药方中的茯苓可以利湿、健脾、宁心；半夏可以化痰、降逆、化瘀、燥湿，枳实可以化痰、散结；竹茹可以除烦、化痰，与半夏联合可以泄热；陈皮可以加强半夏行气、化痰之功效；生姜可以止咳、散寒；用炙甘草对诸药进行调和，共奏化痰、通络、行气、除湿之功效。可帮助患者调节内分泌，改善患者免疫功能、卵巢功能，进而帮助患者排卵，达到妊娠目的。

【诊断思路】

不孕不育属于临床常见病，现如今，临床对于该病的治疗通常以手术和药物治疗为主，尤其是排卵障碍与输卵管不孕不育者，具有确切的治疗效果，但是对于免疫性不孕不育及其他病因不明确的不孕者，难以获得满意的治疗效果。观察指标：治疗前后，抽取两组患者清晨空腹静脉血 5 mL 离心，血清分离后，用酶联免疫吸附试验测定其血清免疫抗体水平，包括抗顶体蛋白酶抗体、抗精子蛋白 17 抗体。12 个月后，记录两组妊娠成功率。

【治疗方法】

常规组行常规西医治疗，在患者月经期第 5 日予以枸橼酸氯米芬胶囊，每次 50 mg，每日口服 1 次，持续口服 5 日，共用 3 个月经周期。研究组则在上述基础上予以温胆汤，用清水煎煮成 250 mL 汤药口服，每日 2 次，早晚各 1 次，治疗 3 个月经周期。

【治疗绝技】

温胆汤对痰湿性不孕不育患者具有突出的治疗效果，值得临床借鉴。

【参考文献】

程建华.温胆汤治疗痰湿性不孕不育的疗效及对患者血清免疫抗体的影响评价 ［J］.临床医药文献电子杂志，2019，6（13）：173.

刘凤阁消抗汤治疗 AsAb 阳性不孕不育

【名医简介】

刘凤阁，十堰市人民医院中西医结合科主任医师。

【经典名方】

消抗汤。

组成：黄芩、黄柏、龙胆草、茵陈、土茯苓、山药、山茱萸、枸杞子、黄芪、赤芍、丹参、甘草。

【学术思想】

不孕的发病率为 10%～15%，排除精子、卵细胞与输卵管的因素，10%～30% 的不孕由 AsAb 引起。目前免疫性不孕的西医治疗方法主要有阴茎套隔绝疗法、免疫抑制剂的应用、抗生殖道感染、辅助生殖技术，口服维生素 E、维生素 C 和硫酸锌等。研究显示西医治疗本病的疗效尚难肯定。在正常情况下，精浆中存在的免疫抑制物可以抑制女性对其配偶精子抗原的免疫应答，而使女方形成免疫耐受，即不发生对精子的免疫反应和产生抗体。但当经期性交或手术、外伤、炎症等因素造成女性生殖道生理屏障破坏时，大量精子会通过淋巴系统进入血液循环，导致免疫反应并产生 AsAb，以后每次性交进入生殖道的精子，成了自然免疫增强刺激剂。已有大量的实验和资料证明：AsAb 可阻碍精子穿过宫颈黏液，干扰精子获能；抑制精子顶体酶的释放或降低顶体酶的活性，影响精子受精能力、凝集和制动作用，影响精子的活率；影响精卵融合，干扰受精卵发育；抗精子细胞毒作用，影响胚胎发育，甚至导致胚胎发育停止；抗精子抗体可以通过不同的环节影响生殖过程导致不孕。笔者认为免疫性不孕不育的病机是肾精不足，湿热蕴结，血热夹瘀。治法宜以清热利湿解毒为主，佐以益气滋肾，凉血活血。消抗汤即为此而设。方中黄芩、黄柏、龙胆草、茵陈、土茯苓配伍可以清热解毒利湿，结合现代药理研究以上诸药均有广谱抗菌和抗病毒作用，对患者生殖道炎症有较好的治疗作用，能抑制对机体不利的免疫反应；山药、山茱萸、枸杞子、黄芪配伍可以补肾健脾扶助正气，协助清热解毒利湿药杀死病原微生物，同时能调节机体的免疫平衡，共同达到清除 AsAb 的效果；赤芍、丹参、甘草可以活血化瘀、凉血解毒，增强吞噬细胞功能，抑制炎症反应，促进炎症的局部化和吸收。现代研究显示丹参能促进纤维蛋白溶解，减轻炎症反应，降低血管通透性，提高机体的耐缺氧能力，能促进组织的修复及镇痛。丹参对已沉积的抗原抗体复合物有促进吸收和消除的作用。甘草酸单胺能抑制致敏大鼠抗体的产生，并能清除免疫复合物。非甘草次酸的苷元糖蛋白除可抑制抗体生成外，尚能抑制组胺生成。

【诊断思路】

不孕不育是一种常见病，不孕不育患者占已婚夫妇的 10% 左右，而免疫性不孕（育）占不育症的 30%～40%。①夫妇同居 1 年以上，性生活正常，未避孕而未受孕者；或曾孕育过，未避孕1年以上未再受孕者。②血清AsAb（抗精子抗体）阳性。③排除器质性不孕。④子宫输卵管通水/造影提示输卵管双侧或一侧通畅，或通而不畅。前3项为诊断抗精子抗体阳性免疫性不孕的必要条件，第4项为参考条件。

【治疗方法】

除月经期间外，服用消抗汤治疗，1剂/日，水煎服；3个月为1个疗程。停药1个月后方允许受孕，非备孕期间仍坚持安全套避孕。若1个疗程后检查抗体仍未转阴或有反跳者，即进行第2疗程治疗。检测方法：治疗1个疗程后，取患者静脉血3 mL，分离血清，用PBS溶液按1∶10稀释，涡旋震荡4秒，进行间接免疫荧光法检测。试剂购自欧蒙医学实验诊断股份公司，严格按说明书进行操作。观察方法：每周对患者定期进行望、闻、问、切和体格检查，每月检查肝肾功能，如肝肾功能出现异常或有严重不良反应不能耐受，则停止治疗。

【治疗绝技】

以上诸药合用能较好地消除抗精子抗体，促进受孕，治疗不孕不育。消抗汤为纯中药制剂，患者服用后无不适反应，有较好的临床应用前景。

【参考文献】

陈静，刘艳清，刘凤阁．消抗汤治疗AsAb阳性不孕不育症临床研究[J]．辽宁中医药大学学报，2010，12（10）：131－132.

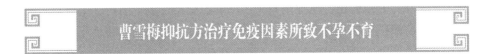

曹雪梅抑抗方治疗免疫因素所致不孕不育

【名医简介】

曹雪梅，三门峡市中医院妇产科主任医师。

【经典名方】

抑抗方。

组成：红藤、生黄芪各30 g，蒲公英、山药各15 g，紫花地丁12 g，寄生、续断、山萸肉、赤芍、丹皮、菟丝子、炙甘草各10 g。

调护：肝肾阴虚有热者加生地20 g，栀子10 g；下焦湿热者加薏苡仁30 g，苍术、黄柏各10 g；阳虚畏寒者加肉桂10 g，附子6 g；月经色紫有血块者加丹参 24 g，桃仁 10 g；面白唇淡、倦怠懒言者加黄精 12 g，当归 10 g。

【学术思想】

不孕不育是临床常见的多发疾病，也是全球范围内的疑难病症。我国人民传统观念浓厚，国民对于生育的要求较高，并且对女方的要求高于男方。发生不孕不育后女性患者的心理压力较大，且随患者的年龄逐渐增大其心理压力也逐渐加大。随着国民知识水平的不断提高及医疗技术水平的长足发展，我国居民运用先进的诊查手段明确不孕不育原因的比例显著升高。这也使得免疫因素导致的不孕不育检出率明显上升，为有效治疗提供了良好基础。在不孕不育患者中有 30%~60% 与免疫因素相关。免疫因素的不孕抗体多因外伤、感染等而诱发，使患者的屏障功能受到破坏，异常抗原形成，免疫调节机制失衡，致使患者发生生殖系统免疫过激反应。西医治疗主要通过避孕套阻隔与免疫抑制类药物进行治疗。但本病的治疗周期较长，醋酸泼尼松等药物长期应用的不良反应较大，且临床疗效并不理想。肾阴、肾阳的不平衡，不能相互制约，湿热邪毒乘虚入侵胞宫，导致女性不孕。阴平阳秘、精神乃至。因此，中医对免疫性不孕的治疗主要以补肾扶正、活血化瘀为主，通过自拟抑抗汤中诸药的补气活血、扶正祛瘀、清热解毒、利湿降浊等作用，平衡肾阴、肾阳，平衡免疫，以达到对患者因抗原刺激产生过度抗体的正常平抑，使受孕过程中免疫抗体由阳转阴，从而达到患者正常受孕的临床效果。自拟抑抗方中红藤败毒消痈、通络清血毒、活血通经。生黄芪补气升阳、益气托毒、益气固表、利水消肿。山药、山萸肉健脾益胃、滋补肝肾。寄生祛风湿、强筋骨、补肝肾、固冲任、养血安胎。续断、菟丝子味甘而补虚、味辛可润燥，能补肾阳、益肾精，有平补阴阳的功效。丹皮、赤芍可凉血活血，清血中虚热、除血中污浊。蒲公英、紫花地丁清热解毒、消肿散结。炙甘草补中益气、调和诸药、缓急止痛。随症加减使用药更符合患者具体病症，提高疗效。

【诊断思路】

不孕是指有正常性生活且未采取任何避孕措施的前提下，1 年内未能成功受孕的病症。因精浆、精子、卵巢等相关生殖系统的抗原诱发的自身免疫或同种免疫而形成的相应抗体导致不孕不育为免疫性不孕不育。全球育龄妇女中不孕的发生率约为 15%，而我国的不孕发生率已达到 10% 左右。西医对于免疫性不孕的治疗主要使用糖皮质激素来抑制免疫反应，但其妊娠率偏低且停药后复发率较高，不良反应也相对较多。中医中药对于免疫性不孕不育的治疗具有丰富的经验与独到优势。诊断标准：《中华妇产科学》中关于免疫性不孕不育之相关诊断标准。①有 1 年及以上正常性生活且在未采取任何避孕措施的前提下未能成功妊娠者；②经抗精子抗体检验呈阳性，或体外实验表明抗生育免疫拮抗人精子与受精卵的正常结合。

【治疗方法】

应用自拟抑抗方治疗，每日 1 剂，以水煎分早、晚 2 次温服，3 个月为 1 个疗程。

【治疗绝技】

自拟抑抗方对于免疫因素导致的不孕不育具有明确理想的疗效，可提高患者成功妊娠率、改善患者妊娠结局，对于患者的 FSH、E_2、T、PRL 分泌水平可起到明确理想的调节作用。

【参考文献】

曹雪梅，张洛琴，邓文风，等．抑抗方对免疫因素所致不孕不育患者 FSH、雌二醇、睾酮等表达水平的影响及妊娠结局观察［J］．陕西中医，2018，39（5）：605－607.

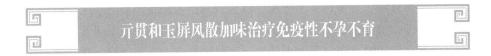

亓贯和玉屏风散加味治疗免疫性不孕不育

【名医简介】

亓贯和，泰安市第一人民医院主任医师。

【经典名方】

玉屏风散加味。

组成：黄芪 30 g，白术 15 g，防风 9 g，当归 12 g，生地 12 g，桃仁 9 g，红花 9 g，徐长卿 15 g。

【学术思想】

正常精液中含有的前列腺素 E 和一种糖蛋白具有免疫抑制作用，精液沉淀素具有抗补体活性。这些免疫抑制因素在正常情况下可抑制女方免疫活性细胞针对精子抗原的免疫应答，诱导免疫耐受。男性精液中免疫抑制因子的缺乏会导致女方产生抗精子抗体，从而诱发抗精子抗体的免疫反应。病理性的抗子宫内膜抗体是指自身免疫反应过于活跃而损伤了子宫内膜和其他组织的结构与功能，导致子宫内膜发育不良，不利于受精卵的着床和受孕，不利于妊娠维持。1954 年 Wilson 和 Rumke 分别在男性不育患者血液中发现了 AsAb。随着生殖医学的发展，发现男性不育患者的血清中存在多种 AsAb，通过多种环节干扰生殖，影响人类的生育能力。对此，目前没有较为理想的治疗方法。玉屏风散具有调节免疫的功能，特别是方中的黄芪对免疫系统具有双向调节作用，能使紊乱的免疫功能恢复有序。笔者根据多年的经验，选用玉屏风散加味治疗本病取得较好疗效。方中黄芪、白术、防风益气扶正，调节免疫功能；生地清热，能调节生殖轴活动，并有抑制抗体作用；当归补血活血；桃仁、红花活血化瘀；徐长卿祛风除湿。治疗的总有效率在 85% 左右，说明本方法效果显著。

【诊断思路】

参照中国中西医结合学会妇产科专业委员会于 1987 年制定的女性不孕标准：夫妻同居 1 年以上，性生活正常，未采取避孕措施 1 年以上未受孕者。化验血清或宫颈黏液抗精子抗体和（或）抗子宫内膜抗体呈阳性，排除生殖系统异常、全身性疾病及内分泌失调等因素导致的不孕。排除女方因素，生殖系统正常但血清或精浆抗精子抗体阳性，未采取任何避孕措施，1 年内女方未受孕者，为男性不育患者。痊愈：治疗 1 ~ 2 个疗程，复查女性 AsAb、EMAb 均阴性或服药期间怀孕，男性复查血清及精浆 AsAb-IgG 或 IgA 全部转阴或服药期间配偶怀孕。好转：服药 1 ~ 2 个疗程，复查女性 AsAb、EMAb，男性血清 AsAb-IgG 和精浆 AsAb-IgG、AsAb-IgA 其中一项转阴。无效：治疗后无变化。

【治疗方法】

玉屏风散结合辨证随证加减。水煎服，每日 1 剂，4 周为 1 个疗程。

【参考文献】

亓贯和，张立华，王静．玉屏风散加味治疗免疫性不孕不育临床研究 [J]．山东中医药大学学报，2009，33（6）：504 - 505.

李占香中医补肾活血除湿法治疗免疫性不孕不育

【名医简介】

李占香，阿勒泰地区中医医院主任医师。

【经典名方】

补肾活血除湿方。

组成：茯苓 20 g，山药 20 g，枸杞子 20 g，生地 20 g，薏苡仁 15 g，白术 15 g，丹参 15 g，赤芍 15 g，当归 15 g，川芎 15 g，牡丹皮 10 g，大血藤 10 g，甘草 5 g。

【学术思想】

不孕不育在临床较为常见，具体指婚后性生活正常且未采取避孕措施，但同居超过 1 年未受孕情况，其中免疫性不孕不育较为常见，主要由精浆、精子或卵巢等生殖系统抗原的自身免疫引起，进而诱发不孕不育，临床治疗存在一定难度，患者承受较大压力。

【诊断思路】

目前针对免疫性不孕不育，西医治疗以避孕套隔绝和糖皮质激素免疫抑制治疗为主，妊娠率不高，且伴有复发和不良反应情况，而中医治疗针对性较强，日渐成为临床探究重点，其中中医补肾活血除湿法应用价值较高。

【治疗方法】

常规治疗，给予患者醋酸泼尼松治疗，10 mg/次，1 次/日，晚饭后口服，配合服用维生素 C 和维生素 E，各 100 mg/次，3 次/日；在上述基础上用中医补肾活血除湿方治疗，对于体质偏阳者加淫羊藿、鹿角胶各 15 g；对于体质偏阴者加女贞子、知母和墨旱莲各 15 g；若患者瘀血情况严重，则加入没药、红花和桃仁各 10 g。全部药物混合后清水熬煮，收汁 200 mL，1 剂/日，分早晚 2 次服用。

【参考文献】

李占香，易贤恩. 中医补肾活血除湿法治疗免疫性不孕不育患者的效果评价 [J].实用妇科内分泌电子杂志，2019，6（15）：80，82.

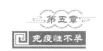

易贤恩助孕汤治疗免疫性不孕不育

【名医简介】

易贤恩，阿勒泰地区中医医院主任医师。

【经典名方】

助孕汤。

组成：白术、黄芩、益母草、党参、续断、桑寄生、茯苓、女贞子、赤芍、熟地各 15 g，当归 10 g，甘草 5 g。

【学术思想】

对免疫性不孕不育疾病的诱因加以分析。究其主要诱因，是患者出现抗精子抗体的情况。综上所述，合理选择助孕汤对免疫性不孕不育患者施治，于不孕不育总有效率提高、LH 水平、FSH 水平、T 水平及 E_2 水平的改善等方面有显著促进作用，最终对免疫性不孕不育患者生活质量的提高做出充分保证。

【治疗方法】

选择常规西医治疗 + 助孕汤，完成免疫性不孕不育治疗。对中药处方加以分析，最终选择 200 mL 助孕汤，保证 1 剂/日、2 次/日的剂量及频率用药。施治后的免疫性不孕不育患者，一系列不孕不育症状全部消失，对患者开展抗精子抗体检查工作，最终获得阴性结果，患者能够正常进行性生活，并且患者成功完成受孕；有效：施治后的免疫性不孕不育患者，一系列不孕不育症状显著缓解，对患者开展抗精子抗体检查工作，最终获得阴性结果，患者性生活基本表现正常。

【参考文献】

李占香，易贤恩．中医补肾活血除湿法治疗免疫性不孕不育患者的效果评价 ［J］．实用妇科内分泌电子杂志，2019，6（15）：80，82.

王俊玲助孕汤治疗免疫性不孕不育

【名医简介】

王俊玲，深圳市妇幼保健院主任医师。

【经典名方】

助孕汤。

组成：续断 15 g，桑寄生 15 g，女贞子 15 g，黄芪 15 g，白术 15 g，茯苓 15 g，丹参 15 g，益母草 15 g，甘草 5 g。

【学术思想】

免疫性不孕不育患者多由于感染、外伤等因素，使其免疫保护屏障被破坏，自身抗原暴露，进而产生相关抗体；抗体与抗原结合激活免疫应答，导致免疫病理损伤，引起相关组织器官的生理功能紊乱，干扰破坏内分泌、排卵、受精、着床等环节而引起不孕不育。西医治疗免疫性不孕不育，多采用皮质激素抑制异常免疫反应，达到治疗不孕的目的。维生素 E 是较强的抗氧化剂，可清除自由基，保护细胞免受攻击，加速抗体消除；维生素 C 可促进创面愈合及体内解毒，还是维生素 E 的稳定剂，可协助加强维生素 E 的抗氧化作用。因此，西医治疗免疫性不孕不育多应用维生素 E、维生素 C，但其疗效并不理想。免疫性不孕不育的病因病机，古籍无明确论述。近年来，许多学者从中医学角度对本病的病因病机进行了探讨。田秉星等认为，免疫性不孕不育多为湿热蕴结下焦所致。陈金荣等认为，免疫性不孕不育多由于损伤、感染、炎症等湿热瘀毒病邪，致气血虚损、精血亏虚；或气滞血瘀痰凝，或湿毒内蕴，或上述诸多因素互为因果，导致胞宫不能摄精成孕或胚胎不能正常发育。魏凤玲认为，免疫性不孕不育多系行经、分娩、房事不节及邪毒内侵胞宫冲任，冲任日久瘀滞不畅，阻碍经循常道，反变为邪，内扰气血，致使气血失调，进而冲任气机紊乱，失去纳精之力；精子在冲任、胞宫受阻，活力下降，甚则凝而难动，无力与卵子结合成孕。刘瑞芬等提出，其病因病机多与行经、产后感染邪毒或房事不节有关；邪毒内侵胞宫冲任，则邪毒内蕴于血络，以致血络受损，进而瘀血内生、瘀毒内阻，影响冲任、胞宫、胞络的通畅条达。王振卿认为，本病存在正气不足，其病位首在肝肾（以肝肾阴虚为主），次在肺脾；其病因之本为体虚，病因之标为损伤或感染，病机为正虚邪恋。汤月萍对免疫性不孕阴虚证病因病机的研究认为，肾虚为病因之本，肝旺为病因之标。莫蕙认为，不孕以肾虚为本，免疫功能失调主要责之于肾；瘀血湿热为标，是本病的主要病机。研究发现，免疫功能异常的不孕不育患者多存在卵巢功能低下（FSH 升高或 E_2 降低），其病因之本是肾虚；故本病治疗的关键是补肾，改善不孕夫妇的生殖能力，调整患者的免疫功能。本病的病因之标为损伤或感染，湿热毒邪乘虚而入，客于胞脉、冲任，以致气血壅滞，难以摄精成孕，故当清热解毒除湿、活血化瘀以治标。本文助孕汤主要用于脾肾两虚、血瘀血热的免疫性不孕不育患者，其中续断、桑寄生、女贞子补肾为君，黄芪、白术、茯苓健脾为臣，丹参、益母草活血为佐，黄芩解毒清热与甘草为使，共奏补肾健脾、活血清热之效。助孕汤对抗体、内分泌影响的可能机制是：免疫与内分泌系统密切相关，且受神经和内分泌系统调节；同样，免疫系统也调节神经和内分泌系统，形成神经－内分泌－免疫调节网络。研究显示，助孕汤在多环节、多靶点发挥作用，从不孕不育之本出发，发挥整体调理功能，标本兼顾；其不但可明显改善内分泌功能，还可避免长期应用激素导致的不良反应，为免疫性不孕不育的治疗增加了新方法。

【治疗方法】

采用助孕汤水煎服，每日 1 剂，疗程为 1～3 个月，经期停用，连用 1～3 个疗程。检测方法：治疗前后在月经周期第 3～5 天，均采用 ELISA 检测血清抗精子抗体（AsAb）、抗子宫内膜抗体（EMAb）、抗卵巢抗体（AO-Ab）、抗心磷脂抗体（AcAb）；同时检测妇科内分泌五项（内分泌指标），包括卵泡刺激素（FSH）、雌二醇（E_2）、黄体生成素（LH）、催乳素（PRL）、睾酮（T）。每日测基础体温；治疗期间记录各疗程抗体、内分泌指标变化及药物不良反应。若抗体转阴，在排卵期不用任何避孕措施；若抗体未转阴，则重复进行第 2 个疗程，随访半年孕育情况。

【参考文献】

刘昱磊，王俊玲，滕辉，等. 助孕汤治疗免疫性不孕不育的临床观察 [J]. 山东医药，2011，51（5）：98－99.

第六章　盆腔炎及输卵管性不孕

【名医简介】

满玉晶，黑龙江中医药大学附属第一医院妇产科副主任医师。

【经典名方】

膈下逐瘀汤化裁方。

组成：牡丹皮、赤芍、延胡索、香附、桃仁。

【学术思想】

急性盆腔炎是指病原体通过生殖道逆行感染上生殖道及其周围组织，从而引发急性炎症，若急性炎症失治、误治，则会发展为慢性盆腔炎。炎症日久不愈或反复发作，会增加女性不孕的概率。盆腔炎易诱发感染致输卵管炎，炎症导致其峡部和伞端发生粘连或闭锁，影响输卵管的通畅度及活动度，从而使女性难以受孕。盆腔炎根据其下腹疼痛、白带异常、不孕等临床表现，可归属为中医"妇人腹痛""带下病""不孕"等范畴。古、现代医学家多认为本病是由于经行、产后损伤肾气，此时胞门未闭，外感风寒湿热之邪乘虚入侵，与胞宫、冲任之气血相结，留注闭阻于胞宫之内，以致湿热内结、瘀血停滞，正邪交争于少腹，发为妇人腹痛。肾气虚衰，胞脉空虚，男女生殖之精难以结合，加之湿热瘀血阻滞冲任，缠绵日久，胞宫受灼，则无法受精为孕。故临床治疗本病多补脾肾之虚以固本，兼顾清热除湿、行气活血化瘀之法以攻邪。

【诊断思路】

近年来，由于诊刮术、人工流产手术等宫腔操作次数的增加，细菌逆行感染至子宫、输卵管、盆腔，从而引起盆腔炎性疾病和输卵管阻塞的发生，导致不孕发生的概率也随之增加。西医治疗本病多选用抗生素治疗，但长期使用易产生耐药性和引起双重感染。而中医能通过多种疗法补肾、健脾以扶正助孕，活血、化瘀、除湿以祛除邪气。若肾气充盛，冲任通调，阴阳平衡，则女子易凝精成孕。

【治疗方法】

1. 经方治疗。刘丽教授认为盆腔炎性不孕多是由于气滞血瘀阻滞冲任，壅滞胞宫，临床上常运用膈下逐瘀汤化裁方：牡丹皮、赤芍、延胡索、香附、桃仁等。若患者兼见肾虚精亏症状，则合用大补元煎加减（枸杞子、山药、山茱萸、杜仲、桑寄生等），以达到补肾填精、活血行气化瘀之功，能有效改善患者盆腔炎性环境，成功受孕。徐晓娟教授遵从"肾主生殖"的理论，治疗盆腔炎性不孕选用五子衍宗汤合四物汤加减，并且将补肾中药根据月经周期的不同阶段贯彻其中，如经前期加熟地、枸杞等，行经期加当归、鸡血藤等，经后期加女贞子、墨旱莲等，经间期加香附、白芍等，能综合调节生殖内分泌从而提高受孕。

2. 名家经验。岭南罗氏妇科认为盆腔炎性不孕的病机特点为正虚邪实，因其疾病胶着缠绵的特性，故在治疗上助孕与祛邪并举，强调调经助孕，擅用周期疗法：行经期血室正开，应祛根除本，补血活血；经后期胞宫空虚，应补肾养血调经；经间期阳气偏虚，应补肾助阳，活血通络；经前期阴阳气血旺盛，故以补虚助孕为主，兼顾调理气血，并且根据岭南的地理环境、气候，擅用南药以清热除湿养阴。王秀霞教授在"久病多虚，久病多瘀"的基础上自拟调经方（当归10 g，川芎10 g，生地15 g，杜仲20 g，山药15 g，山萸肉10 g，巴戟天15 g，香附15 g，丹参20 g），以补肾活血之法治疗盆腔炎性不孕，临床上取得了较好的疗效。曾倩教授认为冲任二脉化生有源，则经调而子嗣，故注重补肾健脾，予以寿胎丸、异功散、归芍左归饮等加减方，并且认为湿热瘀三邪踞于下焦，阻滞冲任以致不孕，故临床上常审湿热瘀三邪之偏重，予四妙散、四逆散、失笑散以通利冲任，并且在内治法的基础上同时配合熨烫、敷贴、耳穴压贴、灌肠等外治法以增强活血化瘀、行气止痛之效。谈勇教授在治疗盆腔炎性不孕常运用调周法结合辨证以治本：经期应促瘀血排出，用赤芍、牛膝、香附等活血化瘀的药物；经后期阴血不足，用当归、白芍、山萸肉等不滋腻之品以滋阴养血；排卵期属氤氲期，需重阴转阳，予促排汤以温肾助阳，促进卵泡排出；经前期阳气渐盛，气血充实，用巴戟天等在补气血的同时推动阳气，为排经或受孕提供良好的环境，同时佐以利湿、疏肝、化瘀之品以祛邪，如大血藤、败酱草等，除药物治疗外，注重对患者的心理疏导，消除不良情绪引起的病情加重甚至反复发作。

3. 外治法针灸治疗。针灸具有促进局部血液循环，从而加速炎症包块吸收和消散的作用，因此临床治疗盆腔炎常配合针灸起到通经活络、行气活血之功。张敏等通过对 65 例盆腔炎性不孕患者的研究发现，经过电针配合中药灌肠理疗治疗 3 个月经周期后，其痊愈率、总有效率、妊娠率均高于口服氧氟沙星、甲硝唑配合中药灌肠理疗的西药组。

4. 穴位贴敷。穴位贴敷能通过药物对穴位的刺激，使药效循经络，入脏腑，直达病所。刘琨等将消化膏敷贴于归来、水道、命门、气海、关元等穴位，经治疗后下腹疼痛明显减轻，其中 56 例继发性不孕患者，16 例成功怀孕，11 例原发性不孕患者，4 例成功受孕。

5. 中药灌肠和中药外敷。慢性炎症不断刺激盆腔神经丛，易导致女性出现反复发作的下腹部坠胀疼痛，单纯口服药物治疗不能迅速缓解症状，故临床上常配合中药灌肠和中药外敷增强活血化瘀、行气止痛之效。中药灌肠能使药液直接作用于局部病灶，通过直肠黏膜能更好地吸收药物成分，从而松动盆腔粘连组织，消散瘀滞。张凤荣等将 80 例因盆腔炎性不孕患者分为中药保留灌肠组和单一西药组，研究结果表明，灌肠组的临床症状有效率和妊娠率均优于西药组，值得临床推广。中药外敷通过温热刺激，能加速局部病灶的血液循环，促进炎症的吸收。杨秀芬等观察发现将温通经络、除湿活血等中药制成药袋热敷于下腹部，配合口服鹿胎膏、维生素 E，其妊娠率达 76.0%。

【治疗绝技】

从补虚攻邪论治盆腔炎性不孕。

【参考文献】

李梦园，满玉晶，金文婷，等. 从补虚攻邪论治盆腔炎性不孕 [J]. 中西医结合心血管病电子杂志，2020，8（28）：164 - 165.

吴新华活血通管汤与丹参注射液治疗输卵管阻塞性不孕

【名医简介】

吴新华，山东中医药大学副主任医师。

【经典名方】

丹参注射液。

组成：丹参、降香。

【学术思想】

丹参注射液和活血通管汤能降低血液黏稠度，改善微循环，降低血管阻力，增加输卵管、卵巢的动脉血流量。本病可因经行产后，余血未净，感受外邪，或经期冒雨涉水，过食生冷，摄生不慎感寒而致血瘀，也可因素体气虚，气虚则无力运血，致血瘀。诸邪瘀阻胞中，脉络受阻，精卵不能相融，故不孕。现代中医专家也多以"少腹血瘀"论治。活血化瘀为其根本治疗大法，可因瘀血证成因不同，随证加减，或佐以理气，或佐以补气，或佐以散寒，或佐以清热利湿，酌加通络之品。

【诊断思路】

现代医学治疗输卵管阻塞性不孕，多采用通液疗法、介入疗法、输卵管显微外科手术、体外受精及胚胎移植等方法，取得了一定的成效，但各种方法均有其局限性。以往中医治疗本病，多根据临床表现进行辨证论治，且目前一些中医学者根据现代医学的检测结果组成专病专方治疗，取得了较大的进展，但单纯内服中药，治疗周期长，疗效仍不甚满意。导师在数十年的临床实践中，针对输卵管阻塞的病理特点，将通液术和中医药结合起来治疗本病，即用活血化瘀方活血通管汤内服配合丹参注射液宫腔注药，取得了显著的疗效。该方法操作简便、安全，价格低廉，无明显并发症。本研究旨在系统地观察该方药治疗输卵管阻塞的临床疗效，并探讨其作用机制。

【治疗方法】

中药组用丹参注射液，西药组用庆大霉素。

【治疗绝技】

治疗前两组在临床症状、血流变、卵巢动脉血流动力学方面无显著差异，治疗后中药组在血液黏稠度、纤维蛋白原、搏动指数、阻力指数方面显著优于西药组，在输卵管复通率、妊娠率、改善症状方面也显著优于西药组，中西医结合是治疗输卵管阻塞的有效方法和方药，能通过多个环节提高输卵管再通率，促进受孕。

【参考文献】

李新珍. 活血通管汤与丹参注射液治疗输卵管阻塞的临床研究 [D]. 济南：山东中医药大学，2002.

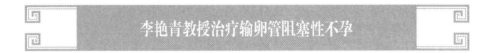

李艳青教授治疗输卵管阻塞性不孕

【名医简介】

李艳青，河南中医药大学第二附属医院教授。

【学术思想】

输卵管阻塞性不孕的发病率在逐年增高。目前西医在治疗本病时，多考虑采用介入手术、宫腹腔镜联合手术、辅助生殖技术等治疗方案，此类治疗起效快、有较强的针对性，但临床调查显示，此类治疗方案治疗后复发率高，易再次出现输卵管积水、粘连等问题。近年来，中医药在不孕临床治疗中被广泛应用，特别对于输卵管阻塞性不孕，中医药治疗有着不可比拟的优势。李教授对输卵管阻塞性不孕的治疗经验丰富，疗效显著，并总结出"通管消癥饮"经验方，在长期临床应用中取得较好的疗效。

【诊断思路】

输卵管阻塞性不孕在中医学中属于"不孕"的范畴，约占女性不孕的1/3。输卵管阻塞性不孕的实质是炎症造成输卵管管腔纤维组织增生和粘连，从而阻塞管道，精卵不能结合引发不孕。因而，本病患者多有反复性阴道炎、慢性盆腔炎等病史，因预后较差导致炎症感染至输卵管，易造成输卵管阻塞性不孕。

【治疗方法】

1. 审证求因，追本溯源。《医宗金鉴》中的妇科心法要诀云："妇人不孕之故伤冲任，不调带下经漏崩。或因宿血积于胞中，新血不能成孕。"《女科经纶》指出："夫痃癖癥瘕，不外气之所聚，血之所凝，故治法不过破血行气。"《神农本草经》曰："无子者多系冲任瘀血，瘀血去自能有子也。"清代陈士铎在《石室秘录》中提到："任督之间，倘有疝瘕之症，则精不能施，因外有所障。"通过对医家的经典理论的研习及临床经验的总结，笔者认为本病多因湿热而起，经期、产后感受湿热邪毒，或饮食不洁导致脏腑失调，湿热蕴结，气机不畅，瘀血阻滞，湿热瘀血互结，冲任、胞宫、胞脉闭阻不通所致，瘀血阻遏为其根本病机。本病病情缠绵难愈，病程较长，病因较为复杂，临床多有湿热瘀结、气滞血瘀、寒湿凝滞、气虚血瘀、肾虚血瘀等证之分。

2. 病证结合，应期而治。中医无"输卵管阻塞性不孕"之病名，其临床多表现为时有下腹隐痛、伴腰酸，常在经行或劳累时加重，带下量多，自觉乏力等，也有患者无明显症状，可参考"癥瘕""妇人腹痛""带下病"等疾病治疗。古代医家王清任主张"治病之要诀，在明白'气、血'，无论外感内伤所伤者无非气、血"。并提出了"补气活血""逐瘀活血"两个治疗方法。笔者根据王清任的补气消癥之说，结合数十年的临床经验，以仲景妇科名方桂枝茯苓汤加减变化，总结出经验方通管消癥饮来治疗输卵管阻塞性不孕。该方主要药物组成为薏苡仁、茯苓、败酱草、连翘、桃仁、丹参、赤芍、桂枝、黄芪、川牛膝、路路通、皂角刺、穿山甲（现已不用）。方中薏苡仁、茯苓、败酱草、连翘为君，薏苡仁、茯苓健脾利湿，以绝生湿之源；败酱草、连翘清热利湿，解毒散结；桃仁、丹参活血化瘀，加赤芍以凉血散瘀止痛，为臣药；桂枝辛温，温经通络以行瘀滞，且此方使用大量清凉药中佐桂枝辛散使热清瘀消；黄芪益气健脾，即可助行瘀滞又防伤正气；川牛膝引药下行，直达病所；加路路通、皂刺、穿山甲以通为用，行气通络，破瘀散结。全方共奏清热益气、化瘀通络之功。通管消癥饮清热利湿，方中有清凉药物较多，一般在非经期服用，以免过于寒凉损伤气血，寒凝血瘀而致月经失调。经期则给予活血化瘀药物服用，因势利导，促使瘀血排出。如此周期治疗，遵循月经周期中阴阳消长的规律，循经用药，增强疗效。

3. 综合治疗，锦上添花。在辨证运用经验方通管消癥饮的同时，采用中药溻渍治疗、中药保留灌肠等方法综合治疗本病，可以提高治疗效果。一般建议患者灌肠时将灌肠管插入肛门 15 ~ 20 cm，将温热的中药液（约150 mL）经灌肠筒滴入直肠，保留 6 ~ 8 小时。临床研究显示中药灌肠在输卵管性不孕治疗中有一定优势，其给药途径短，能直接在直肠内保留药液，提高局部药物浓度，促进药效吸收，并通过肠壁渗透作用，增加局部血循环，延长药效，加快局部输卵管炎症缓解。中药塌渍治疗即取少许大青盐与晾干的中药渣炒热，放入热敷包中，趁热外敷小腹两侧，可以促进局部组织的血液循环，增加药物渗透力，有助于药物渗透至周围组织，利于疾病的痊愈。

【治疗绝技】

李教授对输卵管阻塞性不孕的治疗经验丰富，疗效显著，并总结出"通管消癥饮"经验方，在长期临床应用中取得较好的疗效。

【验案赏析】

袁某，女，36 岁，已婚，2019 年 10 月 2 日初诊。以"未避孕未怀孕 2 年"为主诉就诊，平素月经周期规律，月经周期为 30 ~ 33 日，每次 6 ~ 7 日。末次月经 2019 年 9 月 18 日，量可，色暗，有少量血块，经前偶有乳房胀痛，经行下腹疼痛，伴腰酸。平素自觉白带量多，色黄，无异味。纳可，失眠，二便调。G2P1，2015 年剖宫产 1 女活婴，2016 年因计划外妊娠行人流术。舌质暗红，苔黄腻，脉弦滑。辅助检查：2019 年 9 月 30 日输卵管造影示双侧输卵管通而不畅。2019 年 10 月 2 日彩超示内膜 6.3 mm，子宫及附件区未见明显异常。诊断为不孕，湿热瘀阻证。治法为清热利湿，祛瘀通络。方药为炙黄芪 30 g，党参 30 g，麸炒白术 15 g，桂枝 6 g，连翘 20 g，败酱草 30 g，薏苡仁 30 g，石菖蒲 15 g，牡丹皮 15 g，茯神 15 g，川牛膝 15 g，丹参 20 g，赤芍 15 g，地龙 10 g，通草 10 g，皂角刺 10 g，路路通 15 g，醋延胡索 15 g，炒黄柏 15 g，当归 6 g，醋郁金 15 g，北柴胡 15 g，鹿角霜 15 g，共 10 剂，每日煎服 2 次；给予妇可靖胶囊、调经促孕丸口服；配合中药塌渍治疗及中药保留灌肠治疗每日各 1 次。

2019 年 11 月 19 日二诊：末次月经 2019 年 11 月 18 日，现月经第 2 天，经量少，色暗，有少量血块，下腹疼痛伴腰酸。给予活血化瘀中药汤剂 6 剂，每日煎服 2 次；丹黄祛瘀胶囊口服。

2019 年 11 月 26 日三诊：自诉月经已净，失眠症状好转，给予初诊方药加减继续服用。连服 3 个疗程后，患者成功受孕，嘱其定期围保产检，随访告知 2020 年年底顺产下一女婴，母女健康。

【按语】

本病病机为湿热瘀结，脉络瘀滞。治以清热利湿，祛瘀行滞，通络止痛。肝气郁滞而致经前偶有乳房胀痛者，予柴胡、郁金疏肝行气；脉络瘀滞，气血不通，故经行出现下腹疼痛、伴腰酸者，予延胡索行气止痛；失眠者，予茯神、石菖蒲宁心安神。李教授在治疗本病时，常根据患者不同的症状表现以通管消癥饮加减用药，给予调经促孕丸、妇可靖胶囊与中药同用，增强温肾调经、清热利湿的治疗效果。同时，配合中药塌渍治疗及中药保留灌肠综合治疗，更好地发挥疏通宫腔及输卵管粘连的效果，提高妊娠率，降低宫外孕发生率。

【参考文献】

李艳青，张意浦，赵方，等. 李艳青教授治疗输卵管阻塞性不孕经验 [J]. 中医药管理杂志，2021，29（15）：249 – 250.

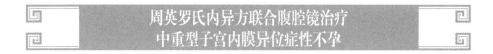

周英罗氏内异方联合腹腔镜治疗中重型子宫内膜异位症性不孕

【名医简介】

周英，广州中医药大学教授。

【经典名方】

罗氏内异方。

组成：益母草、桃仁、土鳖虫、川芎、山楂、丹参、蒲黄、五灵脂、延胡索、乌药、牡蛎、海藻、浙贝母、乌梅等。

【学术思想】

自古医家针对不孕的治疗以调血为法。《宋氏妇科秘书·求嗣门》："妇人之道，始于求子，求子之法，莫先调经。每见妇人之无子者，其经必或前而或后，或多或少，或将行而作痛，或行后而作痛，或黑或紫，或淡或凝，而不调。不调则气血乖争，不能成孕矣。"《经脉诸脏病因》："女人以血为重，血旺则经调而子嗣。"子宫内膜异位症（简称"内异症"）在古文献中无确切记载，但其与月经不调、不孕密切相关，而子宫内膜异位症又有癥瘕之瘀血积滞胞宫、冲任之机，故而治疗内异症性不孕则不单要理血，还要散结消癥。所以其治疗当活血化瘀、软坚散结。罗氏内异方为口服液制剂，内含生药量，由名老中医罗元恺针对子宫内膜异位症的病因病机历经数载创建，具有活血化瘀、软坚散结的功效，在临床上治疗子宫内膜异位症疗效确切。罗老认为月经期经血不循常道而行，部分经血不能正常排出体外，以致离经之血蓄积盆腔而成瘀血。瘀血阻滞，胞脉不畅，两精不能相合，不能摄精成孕。瘀血阻络，气血涩滞，不通则痛；瘀血得去，则血脉通畅，诸痛、瘀滞、不孕之症得解。所以，根据内异症性不孕瘀血阻滞冲任的机制，罗氏内异方以益母草、桃仁、土鳖虫、川芎、山楂、丹参活血化瘀为君药；蒲黄、五灵脂、延胡索、乌药行气活血为臣药。又因病久入深，营血之行涩，经络时疏，故不通（《素问痹论》），而虫药嗜血嚅唼，直入血分，消干血而不耗气，故以土鳖虫等虫类药搜剔血脉。血之与气，相辅而行。血壅滞而成瘀，则气亦必运行不畅，气滞血瘀，往往互相结搏，故化瘀方中，多须行气，瘀既属有形之邪，容易结成肿块癥瘕，故于化瘀方中，常须兼用软坚散结之品，故用海藻、牡蛎、浙贝母等共奏消癥之功为佐药。方中乌梅酸敛收涩，防止上药过于走散伤正为使药，且兼有止血之功。全方选药精当，配伍严谨，与病机丝丝相扣，标本兼治。冲任瘀滞之病机得解，冲任、胞宫之血脉通畅，则痛经、月经不调、癥瘕、不孕等诸病得治。

【诊断思路】

子宫内膜异位症是妇科常见病、多发病和疑难病，临床上以痛经、性交痛、慢性盆腔痛、月经不调和不孕等为主要表现。其中慢性盆腔痛合并不孕，表现为月经过多或经期延长。究其病因及发病机制，迄今尚未完全阐明，根据其发病特点有内膜种植等各种假说，目前认为与在位内膜的特性有关，即在位内膜决定论。西医治疗主要以手术、激素为主。中医虽无子宫内膜异位症的病名记载，但根据其主症及临床特征，可归属中医学的癥瘕、痛经、月经不调、不孕等范畴。各种因素损伤冲任、胞宫的正常藏泻功能，部分经血逆行蓄积于盆腔而成瘀血，积久成癥瘕；瘀血阻滞，不通则痛而痛经；经血不循常道而血行失常可导致月经不调；冲任、胞宫受阻，摄精不利而不孕。所以，中医认为子宫内膜异位症的基本病机为瘀阻胞宫、冲任，活血化瘀为治疗之基本大法。

【治疗绝技】

罗氏内异方是根据子宫内膜异位症瘀滞冲任、胞宫，胞脉阻塞不通的病机拟定的，其制方严谨，自罗老以来应用于临床几十年，疗效确切，不仅能改善内异症患者痛经、月经不调等临床症状，而且能提高患者的妊娠率和降低妊娠后的流产率，而且该方制成口服液，方便饮用和携带，避免了自行煎药的限制，能被患者接受。而应患者要求，谨遵内异症之病机，也可以开处罗氏内异方中药饮片嘱其自行煎服。罗氏内异方联合腹腔镜治疗子宫内膜异位症性不孕具有很大的临床价值，相对于其他单纯手术、西药治疗更有优势，特别是针对中、重度患者，有生育要求者。罗氏内异方联合腹腔镜手术治疗中、重度子宫内膜异位症性不孕，不但可以减少或推迟复发，而且避免了西药的不良反应，更能从根本病机着手调治患者的身体，最大限度缓解临床症状，控制和消除病灶，增加患者受孕机会，具有确切的疗效。

【参考文献】

黎海芳．罗氏内异方联合腹腔镜治疗中重型内异症性不孕的疗效和机理研究 [D].广州：广州中医药大学，2012.

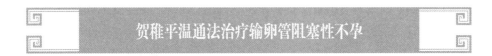

贺稚平温通法治疗输卵管阻塞性不孕

【名医简介】

贺稚平，北京中医药大学教授。

【经典名方】

郭志强教授方。

组成：桂枝 10 g，淫羊藿 10 g，三棱 15 g，莪术 15 g，当归 12 g，川芎 10 g，赤芍 15 g，川牛膝 12 g。

【学术思想】

本研究采用温经活血、通阳散结之法治疗输卵管阻塞性不孕，在用药、治疗上有一定的特色。

1. 选药精良。方中选用桂枝温经通脉，助阳行瘀，并可以推动其他药物的功效。附子、淫羊藿辛温，归肝、肾、脾经，补肾助阳，能补命门之火而强肾阳，促进生殖器官发育，还可以祛寒除湿。当归、三棱、莪术、赤芍等活血化瘀通经，据现代药理研究，具有活血化瘀作用的中药能调节输卵管和盆腔组织的合成代谢。另外，赤芍微寒，清热凉血，可以佐制热药，以防过热。虫类药水蛭以其蠕动之性，飞灵走窜，具搜剔络中瘀血、化瘀消癥之功。川牛膝补益肝肾，活血调经，性善下行，能引诸药下行直达肝肾二经，为使药。诸药合用，具有温肾通阳、活血化瘀的作用，既可以促进炎性病灶的吸收、粘连的分解，使输卵管管腔恢复通畅；又可以促进输卵管纤毛组织的修复，恢复正常的生理功能。

2. 分期治疗。月经期加肉桂 6 g，益母草 15 g，刘寄奴 15 g 等以温经活血、祛瘀生新；经后期加紫河车 10 g，党参 15 g，炒白术 25 g 等以益气养阴、促进卵泡发育；经前期加巴戟天 10 g，锁阳 10 g，覆盆子 12 g 等以温补肾阳、改善黄体功能。对于患者的每一个月经时段都有扶持、巩固、促进等作用，为其孕育后代打下了坚实的基础。

3. 口服与灌肠联合。口服药物通过胃肠道的吸收入血、到达病所；子宫、输卵管与直肠相邻，药物灌肠通过热疗、渗透作用使局部的血液循环改善，药物的利用度增大。两种方法合用，明显地改善了局部和全身的症状、体征，输卵管的通畅度也有好转，甚至发生宫内妊娠。本研究中共有 50 例患者，治疗期间未避孕者有 2 例怀孕，连续治疗 3 个月后，输卵管通畅程度改善的总有效率为 40.66%，症状、体征改善的总有效率为 72.00%。在治疗的同时，患者的黄体功能也有改善，故在治疗输卵管阻塞性不孕时，也最好能监测基础体温，以便根据观察到的高低温相进行分期治疗，还能捕捉排卵期，选择最佳时期同房，提高受孕率。但总的来说，本研究疗程较短，时间仓促，而且随访工作做得不够，显示的妊娠率及输卵管阻塞治疗的总有效率不是很高，但这样的治疗费用较低、痛苦较小，而且可以明显改善症状体征。

【诊断思路】

输卵管阻塞性不孕虽然在古代医籍中尚无明确的阐述，但其症状的描述可散见于"尤子""断续""带下""月经不调""腹痛""癥瘕"等篇章中。中医学认为本病的病因病机，多为肾虚、血瘀、肝郁（气滞）、痰湿等，导致胞宫、胞脉、胞络阻塞，不能摄精成孕，其中又认为"瘀"是病机的核心，各种其他病机均可致瘀，瘀与其他病机兼见。中医辨证标准：参考北京市高等教育精品教材《中医妇科学》血瘀兼有虚寒证，制定中医辨证标准：①主症：下腹疼痛遇寒加重，得热则减；腰骶酸冷疼痛。②次症：月经后期，量少，色淡暗，有血块，痛经，带下量多，色清质稀，无臭味，头晕耳鸣，畏寒肢冷，小便清长，夜尿频多，便溏。③舌质淡暗，或有瘀斑瘀点，苔白腻，脉沉迟或沉细。具有主症、2 个以上次症和舌脉象，即可判定为本证。

【治疗方法】

以温经活血、通阳散结为治法，予中药口服及灌肠治疗。口服方（郭志强教授方）以桂枝 10 g，淫羊藿 10 g，三棱 15 g，莪术 15 g，当归 12 g，川芎 10 g，赤芍 15 g，川牛膝 12 g 等为基本方；月经期加肉桂 6 g，益母草

15 g，刘寄奴 15 g 等以温经活血、祛瘀生新；经后期加紫河车 10 g，党参 15 g，炒白术 25 g 等以益气养阴、促进卵泡发育；经前期加巴戟天 10 g，锁阳 10 g，覆盆子 12 g 等以温补肾阳、改善黄体功能。每日 1 剂，水煎分 2 次温服。灌肠方采用本院自制药化瘀宁坤液。方药以附子 10 g，桂枝 10 g，三棱 15 g，莪术 15 g，水蛭 5 g，昆布 15 g，槟榔 15 g，没药 10 g 等为主，每日化瘀宁坤液 100 mL 保留灌肠，月经期停用。3 个月为 1 个疗程，治疗前后均进行症状体征评分及检查子宫 – 输卵管造影或 B 超下子宫 – 输卵管通液，以判断疗效。

【验案赏析】

李某，女，31 岁，初诊日期：2005 年 10 月 26 日。主诉：结婚 4 年未避孕未怀孕。病例特点：患者 2001 年年底结婚，夫妻同居未避孕，至今未怀孕。爱人精液检查正常。患者平素即有少腹疼痛，劳累、性交后加重，伴腰酸乏力，白带较多，色白质稀，无明显异味，健忘，纳寐尚可，大便稀溏，小便正常。慕名而来求嗣。月经初潮 13 岁，周期 6/28 天，量中等、色暗红、有血块，痛经（＋），偶须服止痛片。末次月经 2005 年 10 月 4 日。孕 0 产 0。形体偏瘦，发育正常，口唇暗淡，舌质暗淡，苔薄白，脉细弦尺弱。妇检：外阴已婚未产型，阴道通畅，宫颈光滑，子宫中位、常大、活动可、质地中、无压痛，两侧附件均可触及条索状增粗、有轻压痛，骶韧带无触痛。曾监测基础体温，高温相持续 13 天。2005 年 10 月 14 日在外院行 B 超下通液，提示双侧输卵管不通。西医诊断：原发性不孕（双侧输卵管阻塞）。中医诊断：无子（肾阳虚血瘀型）。治法：温经活血、通阳散结。口服方：熟地 15 g，覆盆子 12 g，枸杞 15 g，山药 15 g，何首乌 15 g，菟丝子 15 g，川断 20 g，当归 15 g，淫羊藿 12 g，锁阳 10 g，怀牛膝 15 g，巴戟天 15 g，党参 15 g，补骨脂 15 g，熟附子 10 g。患者目前处于黄体期，下次月经在 11 月 2 日左右，先予 7 剂口服，每日 1 剂，水煎分 2 次温服。嘱其治疗期间避孕。灌肠方为本院自制化瘀宁坤液，药味：附子 10 g，桂枝 10 g，三棱 15 g，莪术 15 g，水蛭 5 g，昆布 15 g，槟榔 15 g，没药 10 g，红藤 15 g，败酱草 30 g，虎杖 15 g，附子 10 g。每日化瘀宁坤液 100 mL 保留灌肠，月经来潮即停用。

2005 年 11 月 3 日二诊：患者昨晚月经来潮，腹痛、腰酸较既往略有减轻，现经量少、色黑，舌质暗，苔薄白，脉弦。方一：党参 15 g，莪术 15 g，丹参 15 g，益母草 15 g，当归 15 g，赤芍 15 g，川芎 10 g，熟地 15 g，泽兰 12 g，川牛膝 15 g，肉桂 10 g，桃仁 10 g，红花 10 g，刘寄奴 15 g。3
剂，先服，每日 1 剂。方二：菟丝子 15 g，女贞子 15 g，枸杞子 15 g，何首
乌 15 g，熟地 15 g，黄精 15 g，益母草 15 g，当归 15 g，党参 15 g，川断
15 g，怀牛膝 15 g，紫河车 15 g，淫羊藿 15 g，白术 15 g。12 剂，方一服完
后续服，每日 1 剂，月经干净后继续灌肠治疗。

2005 年 11 月 17 日三诊：患者此次月经来潮 7 天干净，量色同前，血块
减少，腹痛、腰酸也减轻。现少腹隐痛，仍腰酸乏力，白带较前减少，纳寐
尚可，大便稀溏，小便正常。舌质暗淡，苔薄白，脉细弦尺弱。基础体温显
示双相。予初诊口服方 + 炙黄芪 15 g，7 剂，并继续灌肠治疗。以上周期治
疗已连续 2 个月，患者于 2006 年 1 月 4 日复诊，末次月经 2005 年 11 月 30
日，已停经 35 天，晨起恶心，余无明显不适。追问病史，患者诉此月未采
取避孕措施。测尿 hCG 显示阳性。予叶酸片口服，嘱其下周行 B 超检查。
2006 年 1 月 11 日来诊，B 超提示宫内早孕。

【按语】

本案体现了贺教授治疗不孕时选药精良。方中选用桂枝温经通脉，助阳
行瘀，并可以推动其他药物的功效。附子、淫羊藿辛温，归肝、肾、脾经，
补肾助阳，能补命门之火而强肾阳，促进生殖器官发育，还可以祛寒除湿。
当归、三棱、莪术、赤芍等活血化瘀通经，据现代药理研究，具有活血化瘀
作用的中药能调节输卵管和盆腔组织的合成代谢。

【参考文献】

许娟. 温通法治疗输卵管阻塞性不孕症的临床研究 [D]. 北京：北京中
医药大学，2008.

许小凤温阳化瘀中药外敷法治疗输卵管性不孕

【名医简介】

许小凤，南京中医药大学教授。

【经典名方】

少腹逐瘀汤。

组成：小茴香、干姜、延胡索、没药、当归、川芎、官桂、赤芍、蒲

黄、五灵脂。

【学术思想】

寒凝血瘀为本病的重要病因病机，治疗上以温阳化瘀为主，结合散寒除湿之法，标本兼治。温阳化瘀中药外敷法能改善输卵管通畅度，有效提高临床妊娠率，明显缓解患者的临床症状和体征。温阳化瘀中药外敷法能有效调节盆腔内环境，改善局部供血，利于积水、粘连等病理因素的消散。本研究方法具有安全、简单、易操作的优点，是治疗输卵管性不孕行之有效之法，临床可推广运用。

【诊断思路】

不孕指有正常性生活，未避孕1年而未妊娠。近年来随着生活节奏加快、工作压力加大、饮食结构变化、环境污染恶化、生育观念转变等，不孕的发病率逐年升高。输卵管是受孕的重要环节，具有拾卵子、精子和运送早期胚胎的功能，是正常的受精场所。输卵管疾病引起的妇女不孕是不孕的一个主要类型，据统计约占不孕患者的10%，不同的地区之间尚有差别，且该比例呈逐渐上升趋势。由于性传播疾病、盆腔手术史、产后、流产后感染、子宫内膜异位症等常造成输卵管不同程度的结构和功能的损害，造成输卵管阻塞或输卵管周围粘连、输卵管扭曲，改变其与卵巢的关系，影响摄卵功能。目前可以通过血清学、输卵管碘油造影、经阴道超声造影、输卵管镜等检查来协助诊断，而腹腔镜联合输卵管通液术是目前公认的最确切的检查方法，是诊断输卵管性不孕的金标准。目前西医治疗本病主要采用抗炎治疗、输卵管插管通液术、输卵管造口及吻合等手术疗法，但常常炎症不能得到彻底解决，术后出现输卵管重新粘连甚至感染的可能，加上手术具一定创伤性且手术费用昂贵，从而影响其治疗效果。中医虽无输卵管性不孕的病名，但可属于中医"癥瘕""断续""无子""绝嗣""带下""月经不调""腹痛"等范畴，《石室秘录》指出："任督之间，倘有疝瘕之症，则精不能施，因外有所障也。"说明古人已认识到女性生殖系统管道阻塞可引起受精障碍。中医认为引起输卵管性不孕的主要因素是瘀血阻滞，胞脉、脉络闭阻不通，使两精不能相搏而致不孕。如《神农本草经》云："谓主妇人多无子，因无子者多系冲任瘀血，瘀去自能有子也。"输卵管性不孕在古代医籍中尚无明确的阐述，但其症状等特征的描述可见于"全不产""断续""月经不调""带下""癥瘕""腹痛"等篇章中。金元中医名家朱丹溪曰："阴阳交媾，胎孕乃凝，所藏之处，名曰子宫，一系在下，上下两歧，中分为二，形如合钵，一达于左，一达于右。"其中所谓"两歧"相当于两侧输卵管。古代医家已认识到女性生殖系统管道阻塞，可引起摄精功能障碍，如《石室秘录》指出："任督之间，倘有癥瘕之症，则精不能施，因外有所障也。"因体内癥瘕积聚，阻滞胞络、胞宫，机体难以摄精成孕。而输卵管性不孕患者常见输卵管形态扭曲、积水或与周围组织粘连形成炎性包块，其症状特点与中医所指癥瘕相符，如《傅青主女科·种子》也提到："癥瘕碍胞胎而外障，则胞胎必缩于癥瘕之内，往往经施而不能受。"可见古人已认识到生殖系统某些部位的堵塞与不孕相关。中医认为输卵管性不孕的发生是由于经期或产后余血未净，血室正开，寒邪外袭，寒凝血瘀，或感受湿热，湿热瘀血互结，或因痰湿、气滞，壅遏胞脉胞络，使胞脉阻滞，冲任不通而不孕。其病理关键在于"瘀血阻络"，因此治疗上以化瘀通络法贯穿治疗的全过程，结合温经散寒、清热利湿、化痰理气等以改善血液循环，促进炎症的吸收，以疏通阻塞的输卵管。

【治疗方法】

1. 外敷组药物组成及方法：中药组成：炙乳香、炙没药、红花、大血藤、白及、花椒、当归、制附子、干姜等。方法：将上述药物装入布袋隔水蒸 20 分钟，取出后冷却，后置于小腹部热敷，每日 1 次，每次约 15 分钟，一袋中药可使用 2 天。时间：月经干净后开始外敷，连续使用 21 天，或超监测至卵泡排出后 7 天停止。3 个月经周期为一个疗程，连续治疗 3 个疗程，敷药期间嘱患者正常性生活。

2. 口服组药物组成及方法：少腹逐瘀汤口服中药组成：小茴香、干姜、延胡索、没药、当归、川芎、官桂、赤芍、蒲黄、五灵脂。方法：口服中药由我院统一代煎，早晚各服 1 次，每次 1 袋。时间：月经干净后开始服用，连续服用 21 天，或超监测至卵泡排出后 7 天停止。3 个月经周期为一个疗程，连续治疗 3 个疗程，服药期间嘱患者正常性生活。

3. 通液组药物组成及方法。通液药物组成：替硝唑注射液、地塞米松注射液、利多卡因注射液。方法：月经干净后禁性生活 7 天，按常规操作行输卵管通液术，术后给予头孢丙烯，每日 2 次口服，连用 3 天，禁性生活 2 周。时间：连续通液 3 个月经周期为一个疗程，之后安排正常性生活 3 个月。

【治疗绝技】

运用温阳化瘀外敷法治疗输卵管性不孕，临床疗效确切，能提高妊娠率和输卵管通畅率，又可明显改善患者的临床症状和体征，并且简单、安全、经济，临床可推广应用。

【参考文献】

何晓燕. 温阳化瘀中药外敷法治疗输卵管性不孕症的临床研究 ［D］. 南京：南京中医药大学，2013.

赵焰脏腑推拿手法结合消癥散治疗瘀滞胞宫型不孕

【名医简介】

赵焰，湖北中医药大学教授。

【经典名方】

中药外敷消癥散。

组成：艾叶 30 g，当归 30 g，赤芍 15 g，追地风 15 g，透骨草 20 g，川椒 10 g，乳香 15 g，没药 15 g，血竭 10 g，五加皮 10 g，白芷 10 g，羌活 10 g，独活 10 g，续断 10 g，桑寄生 10 g，千年健 20 g，三棱 20 g，莪术 20 g，土鳖虫 20 g。

【学术思想】

脏腑推拿手法治疗瘀滞胞宫型不孕的中医理论探讨。

1. 通畅六腑，逐瘀助孕。腑病以通为补，脏腑推拿的最大特点之一就是先通过推拿胸腹部，增强六腑、奇恒之腑的传化功能，使腹腔内保持一个清净畅通的环境，清除患者瘀滞在肠胃中的生理和病理产物，谓之除内生之百病，以通利上下，鼓舞正气，充实五脏，除瘀生新，驱外感内生之诸邪，如《医宗金鉴·正骨心法要旨》指出："按其经络，以通郁闭之气，摩其壅聚，以散瘀结之肿，其患可愈。"实现祛除病邪，使失衡的阴阳趋于相对平衡，阴平阳秘。脐中为任脉神阙穴，在古籍医书中，又名丹田、神气、生门等，历来是医家看重的与孕育、神气息息相关的验穴。脐腹周围分布丹田、气海、关元、水分、下脘、阴交、建里、天枢等穴，腧穴与脏腑相通，可见神阙通五脏六腑，又可通任、督、冲和带脉诸经，联络十二经脉，故按摩腹部诸穴，可行气活血。通过"手动"推动气血的流动，气血得以畅通，以促进瘀血的吸收和排泄，因此可以说是动则通，通则不痛。可起软坚散结、活血化瘀、瘀去而生新的作用。

2. 肾为先天之本，腹通五脏六腑。肾脏为脏腑阴阳之根，是人体生殖发育、脏腑机能活动的根源，肾的精气作用于肾阴与肾阳相互制约、相互依存，"肾精"是人体生长发育与生殖功能的物质基础，藏精主水，主骨生髓内藏元阴元阳，故称肾为"先天之本"。肾中精气盛衰与生育至关重要，肾阳偏衰即肾阳虚，表现为面色白或黧黑、腰膝酸冷、女子宫寒不孕、五更泄泻、水肿等。肾前腹部为脐，后背部为腰，疗法中揉压肝俞、肾俞、大肠俞、关元俞，有疏肝木、调经血之效。紫金锁止少腹疼痛，揉腰部，直擦督脉，横擦肾俞、八髎，有固肾暖腰、温煦下元之功，故腰背部手法补益肾中精气，令肾中精气保持旺盛，肾阴肾阳平衡，使肾能够正常地发挥生理功能。湖北省中医院推拿康复科的特色疗法有太极推拿、脏腑推拿和八把半锁疗法，脏腑推拿已被应用于临床多年，深得患者信赖，如脏腑推拿治疗头痛症60例，八把半锁之返魂锁在推拿临床治疗神经根型颈椎病中的运用等，取得良好疗效。

3. 前后配穴，阴平阳秘。前后配穴法指的是选取前胸、腹后、背腰腧穴配合应用的方法，腹部为阴，背腰为阳，常常俞穴、募穴配合运用，调节阴阳平衡，凡治脏腑疾病，均可采用此法。胸腹部与腰背部之经气通过气街相互沟通，其腹之气街分布在腹部脏腑与背腰部腧穴、脐旁冲脉之间，是膈以下各个脏腑与背部之间的通路。《灵枢·卫气》："请言气街，胸气有街，腹气有街，气在胸者，止之膺与背俞；气在腹者，止之背俞与脉于脐左右之动脉者。"本文以前后配穴法原理为依托，采用身体前面之下腹腧穴及后部之腰骶腧穴相配合推拿，调理阴阳，使"阴平阳秘，气血通达"。瘀滞胞宫型不孕腹部取穴通常取任脉、带脉、冲脉、足太阴脾经、足阳明胃经穴位。任脉为"阴脉之海"，总司一身之阴经，"起于胞中，循腹里，任脉之别，散于腹"；冲脉起于胞中，主要与足少阴肾经并行，其分支从胞中向后行于脊内，为"十二经之海"，通过交会任、督而通行十二经之气血，杨上善注曰："冲脉气渗诸阳，血灌诸精。"此二脉合用主治妇科诸多疾病。带脉有安护胎儿和主司月经带下的功能。带脉还约束纵行诸经，足三阴、三阳皆受带脉之约束，从而加强经脉之间的联系。腰骶部诸穴多为足太阳膀胱经腧穴，肾俞补益肾气，温通胞脉，散寒止痛，治疗不孕不育等生殖疾病，月经不调等症皆可从肾治。

【诊断思路】

中医诊断标准：婚后未采取避孕措施，同居1年及以上，有正常的性生活，而未受孕者，古称"全不产"；曾经孕育过，而后未避孕，又连续2年未再受孕者，古称"断续"。中医辨证标准：参照全国高等中医药院校规划教材《中医妇科学》第1版相关内容拟定。瘀滞胞宫证：指夫妻正常同房2年以上不孕，周期正常或月经延后，经来腹痛、腰痛、坠胀不适，甚者逐渐加重，经色紫黯，时有暗红血块，块下觉腹痛缓解，伴有经行淋沥难净，或经间出血，经量多少不一，或有肛周围不适、性交痛，舌紫黯或有瘀斑、瘀点，脉弦或结。西医诊断标准：参照《妇产科学》第7版中与输卵管阻塞性不孕相关的内容制定。①男方精液检查及生殖功能未见异常，夫妇婚后有正常性生活，未采取避孕措施而未受孕2年以上，或曾经孕育过，未避孕又2年以上未再妊娠者；②妇科检查：子宫多为后位，单侧或双侧附件区呈条索状或片状增厚，活动度差或粘连固定、压痛等；③经子宫输卵管造影或腹腔镜探查证实输卵管不通畅、有不同程度的不通畅等；④或宫腔镜检查下做输卵管通液，证实盆腔内有粘连、输卵管不通畅或不通等。

【治疗方法】

1. 脏腑推拿疗法结合热敷消癥散施术于患者。中药外敷消癥散，药材研磨后将300 g粉剂置于布袋中用水浸湿，隔水蒸热20~25分钟，以4条厚毛巾包裹，后热敷下腹部输卵管体表投影部位，密切观察，不可烫伤皮肤，温度下降后逐层减掉毛巾，一袋药可以用2~4次，即先在少腹部热敷消癥散15~20分钟后施以脏腑推拿手法。

2. 脏腑推拿疗法简介。脏腑推拿秉承中华五千年推拿医学精髓，是历代医家和劳动人民智慧与实践的结晶。传说由宫廷流入民间，指运用推拿手法作用于人体躯干部位（以腹部为主）的特定部位或经络穴位，通过调和脏腑功能和祛除病邪（指瘀滞在人体脏腑组织器官和经络穴位的邪气、瘀血、痰饮、宿食、水湿等）治疗因脏腑功能失调导致的妇科、内科、儿科等病症的中医外治疗法，是中医推拿疗法中的一个重要流派。

3. 推拿操作方法。参考段朝阳《段氏脏腑按摩技法》，罗才贵《推拿治疗学》拟定。①胸腹部操作：患者取仰卧位，双下肢微屈，放松身心，医者立于按摩床边一侧，由上而下以掌按揉腹部，沿上脘、中脘、气海、关元操作，约3分钟；力量由轻到重，逐渐深入，在小腹进行摩腹约2分钟。②开郁种玉法：医者弹拨脐下腹直肌外侧缘，沿天枢、归来、外陵、子宫及子宫输卵管体表投影区弹拨，每次操作3~5分钟，用拇指与其余四指提拿带脉，按揉曲骨各约1分钟，反复操作3~4次。之后沿带脉斜推腹部至曲骨。③医者直擦腹部足阳明胃经，横擦少腹至透热，医者右手掌掌面着力于脐下小腹部行振颤手法，手部和前臂静止性用力，持续振颤 1～2 分钟。④腰背部操作：患者取俯卧位，医者立于一侧，以滚法先放松腰臀部，再行弹拨法、按揉法施于肝俞、肾俞、大肠俞、关元俞各约 1 分钟；以小鱼际直擦腰部督脉、八髎，横擦命门、肾俞，要求达到局部透热为宜。

4. 推拿操作要求。腹部皮肤十分敏感，医者行手法操作时，应修剪检查仔细手指甲，做到指甲光洁，手掌温暖，施术时做到身心放松，体位和步法轻快。操作时腹部、腰背部施力要均匀，施力的强度以患者觉得舒适、温热柔和而有渗透力为宜。患侧操作时间可略长于健侧，操作的层次由表入里循序渐进，操作的方向沿足阳明胃经和足少阳胆经的循行路线从上到下循经操作，以滚法、揉法开始，施术中交替使用摩法、掌根按揉法和拇指弹拨法，后行穴位点压法，最后施行单手掌推法、擦法和震颤法。整个施术过程医者应守神专注，柔和轻快，有条不紊。

5. 手法操作注意事项：①推拿治疗时，以"太极推拿"的 16 字要义"绵、沉、宽、厚、松、巧、透、畅、精、思、意、觉、雅、韵、守、极"为指导，手法要由浅入深，柔和舒畅，力量由轻到重，让患者感觉手法温暖柔和而又有舒适的渗透力，切忌暴力和猛力；②医者治疗时意念专注，宜心态静和，调神定气，避免对下腹部过重的垂直压力，根据输卵管的病变程度、自己手下的触觉及患者的感受运用手法；③治疗时间宜在睡前 2 小时或两餐之间，操作前排空膀胱，放松身心。

6. 治疗疗程。在月经干净 3 天后开始治疗，一个月经周期（24～35天）连续治疗 7 次为 1 个疗程，脏腑推拿治疗每天 1 次，每次 20 分钟左右，治疗观察 3 个月经周期。

7. 孕育指南与随访。指导患者预测排卵期，可让患者自测基础体温绘图或使用排卵试纸，在排卵前 3 天避免同房，排卵期适当增加，以利优生优育，保持心情舒畅，同房后抬高臀部卧位休息等。

【治疗绝技】
脏腑推拿手法结合消癥散治疗瘀滞胞宫型不孕。

【参考文献】
莫剑. 脏腑推拿手法结合消癥散治疗瘀滞胞宫型不孕症的临床疗效[J]. 世界最新医学信息文摘，2019，19（70）：198，232.

潘丽贞中药口服联合封包外敷治疗湿热瘀结型盆腔炎性不孕术后

【名医简介】

潘丽贞，南平市人民医院妇产科主任医师。

【经典名方】

安盆消炎汤（经验方）

组成：半边莲 15 g，白花蛇舌草 10 g，蒲公英 10 g，茯苓 10 g，土茯苓 10 g，虎杖 10 g，赤白芍各 10 g，乌药 10 g，枳壳 10 g，栀子炭 9 g，青皮 10 g，甘草 3 g。

【学术思想】

潘老师认为本病的病机是"湿、热、瘀"邪滞胞宫，《素问·至真要大论》指出："诸湿肿满，皆属于脾。"湿浊既停，极易困阻脾阳而脾生湿、湿困脾，则脾失健运，湿邪侵犯下焦，与血气相搏，气血运行不畅，气滞血瘀，血瘀与湿热互阻，终致本病胶着难愈，致使胞宫、胞脉瘀阻，精卵不能结合，难以受孕，故应从"清热利湿，化瘀通络"论治。潘老师认为不孕症的诊疗关键在于病因的诊断，所以宫腹腔镜是必不可少的。同时为了后续的妊娠做准备，中医多途径的干预治疗是重要的治疗环节。辨证论治属湿热瘀结型的患者，术后运用口服安盆消炎汤联合中药封包外敷治疗。宫腹腔镜术后经辨证确诊为湿热瘀结型盆腔炎性不孕的患者，按照辨证论治原则，以清热利湿、化瘀通络为法。本课题所选用中药方为导师经验方——安盆消炎汤，安盆消炎汤方中半边莲、白花蛇舌草、蒲公英清热解毒为君药，三药均为清热解毒、利湿通淋之品，清解里热，通利下焦之湿。辅以茯苓健脾祛湿，土茯苓解毒祛湿，虎杖清热解毒，兼活血祛瘀，赤芍清热凉血散瘀，白芍养血敛阴，柔肝止痛，一散一敛，清热退热，散瘀止痛，为臣药。《素问·调经论》说："气为血之帅，血为气之母"，又如《沈氏尊生书》所云"气运乎血，血本随气以周流"，欲先活血，必先行气，故方中使用青皮、乌药、枳壳行气止痛为佐药，青皮、乌药均为辛温之品，可以防止上述药物苦寒太过，且均能行气除胀、活血化瘀。同时枳壳之苦味能安胃，正如《本草经解》记载："胃为燥金，味苦能燥，所以安胃。"栀子炭入血分，祛瘀热为使药，甘草清热解毒，调和诸药，共行清热利湿、活血化瘀之功。瘀血为该病的重要病理产物，本方在治疗的过程中祛邪不伤正，顾及正气的同时，避免湿热之邪复感。《本草纲目》曰：半边莲气味辛、平，无毒。有清热解毒、利水消肿之功效。黄酮碱类和生物碱类为半边莲的提取物，有研究表明，这两类物质有明显的镇痛及抗炎的作用。白花蛇舌草性寒，味甘、苦，归胃、大肠、小肠经。清热解毒，利湿通淋。研究表明，白花蛇舌草中含有黄酮类活性物质，该活性物质具有抗炎抗菌的作用。蒲公英味苦、甘、性寒，归肝、胃经。清热解毒，消肿散结，利尿通淋。现代药理表明其具有抑菌、抗炎、抗氧化的作用，具有广谱抑菌的作用，对部分革兰阴性菌及革兰阳性菌有明显的抑制作用。茯苓味甘、淡，性平，有利水消肿、健脾渗湿的功效，张钟媛研究表明茯苓具有调节免疫、抗肿瘤等作用。土茯苓具有利湿解毒的功效。《本草纲目》又曰其"食之当谷不饥，调中止泄。健脾胃，强筋骨，去风湿"。土茯苓对静脉血栓有显著的拮抗作用，且存在一定的量效关系。虎杖气味微苦，性寒，具有清热利湿解毒的功效。主治带下，经闭，癥瘕，热结便秘。现代药理研究表明，虎杖苷能调节离子通道及充当蛋白激酶的作用，广泛应用于抑制血小板聚集、抗氧化等作用。赤芍味苦，微寒，具有活血化瘀、凉血清热的功效，主治因癥瘕引起的腹痛、闭经、痛经、肝郁气滞之胁痛。近代药理实验表明本药具有抗凝、抗血栓、保肝等作用，且对神经系统和心脏也具有保护作用。白芍具有平抑肝阳、养血止痛、敛阴柔肝的功效，主治肝血亏虚、月经不调。张利总结诸多白芍相关药理研究表明，白芍具有镇痛、镇静、抗炎、保肝、调节免疫等作用。枳壳具有行滞消胀、宽中理气的作用，《本草经解》中提到："枳壳味酸，可以平少阳；味苦，可以泻相火。"现代药理学研究表明，枳壳具有抗炎、抗菌、抗胃溃疡、镇痛、健脾等功效。青皮苦、辛，温，归肝、胆、胃经，具有行气化滞、疏肝消积的功效，主治肝郁气滞证。现代药理研究表明青皮对子宫平滑肌的收缩有抑制作用。乌药是性味温辛的药物，具有行气止痛的作用。现代药理研究表明乌药具有抗菌、抗病毒、抗炎镇痛等功效。栀子炭凉血止血，现代药理研究表明栀子炒炭后，寒性降低，止血功能增强，且具有镇静作用。中药封包治疗：中药封包治疗法属于中医外治法的一种，是以中医辨证论治原理为基础，将中医活化药物外用治疗与局部热敷、热疗相结合，热敷于体表皮肤皮层、毛孔、穴位，通过皮肤黏膜直接渗透而入，沿经络传导，作用于患处，促进局部血循环，从而达到调和气血、活血化瘀、通络止痛的治疗效果。

【诊断思路】

西医诊断标准参照《妇产科学》第九版：①女性无避孕性生活至少 12 个月而未孕，称为不孕；既往从未有过妊娠史，无避孕而从未妊娠者为原发性不孕；既往有过妊娠史，而后无避孕连续 12 个月未孕者，称为继发性不孕。②腹腔镜诊断为盆腔炎性疾病后遗症，术中见炎症形成粘连、瘢痕及盆腔充血，输卵管表面充血，输卵管壁水肿，骶韧带增生、变厚。③宫腔镜下插管通液提示输卵管通畅或不通畅。具备以上①②即可诊断。中医诊断标准参照《中医妇科学》《中药新药临床研究指导原则》湿热瘀结型：主症为婚久不孕；下腹胀痛或刺痛，痛处固定；腰骶胀痛；带下量多，色黄质稠或气臭。次症为月经先后不定，月经量多或经期延长；口腻纳呆；小便黄；大便溏而不爽或大便干结。舌脉象：舌质红或暗红，边见瘀点、瘀斑，苔黄腻或白腻；脉弦滑或滑数。以上主症婚久不孕必备，余必备一项；次证兼具二项以上，结合舌脉象即可诊断。

【治疗方法】

①中药及服法：安盆消炎汤（经验方），由本院煎药房统一煎取。服法及疗程：每天 1 剂，水煎服 250 mL，分早晚 2 次口服，共服用 10 天；术后肛门排气后开始服用药物。第 2 个疗程于月经期结束后 3 日开始服用。②中药封包：大血藤 20 g，败酱草 20 g，黄柏 15 g，当归 10 g，川芎 10 g，丹参 10 g，厚朴 10 g，香附 10 g。把药物颗粒剂置入药袋中，放入微波炉中火加热 3~5 分钟，置于患者小腹部，以患者皮肤微红、温热为度。若自觉温度升高，可自行抬高封包，离皮肤 1 cm，待温度下降后继续外敷。每天 1 次，每次 20~30 分钟，治疗 10 天，待患者术后阴道血止后开始治疗。第二个疗程于月经期结束后 3 日开始外敷治疗，共治疗 10 天。宫腹腔镜术后常规预防感染治疗，肛门排气后服用安盆消炎汤，待阴道血止后加中药封包治疗，连服中药 10 天，并配合中药封包治疗 10 天为 1 个疗程，共治疗 2 个疗程。第二疗程月经干净 3 天后开始治疗，口服安盆消炎汤加中药封包外敷，共 10 天。治疗期间患者避孕。安全性观测指标：一般体检的项目包括体温、心率、呼吸、脉搏、血压、血常规、尿常规、粪便检查、肝肾功能、凝血系统、心电图检查等；疗效性观察：观察治疗前后患者中医证候积分的改变；妊娠情况：均于治疗结束后开始指导试孕，随访治疗后半年内妊娠情况，统计妊娠率。

【治疗绝技】

中药口服联合封包外敷治疗湿热瘀结型盆腔炎性不孕术后。

【参考文献】

杨静. 中药口服联合封包外敷治疗湿热瘀结型盆腔炎性不孕术后的临床观察 [D]. 福州：福建中医药大学，2020.

田丽颖针药联合耳穴贴压治疗 寒湿瘀滞型输卵管炎性不孕

【名医简介】

田丽颖，安徽中医药大学第二附属医院主任医师。

【经典名方】

少腹逐瘀汤。

组成：小茴香（炒）10 g，干姜（炒）10 g，五灵脂（炒）8 g，没药10 g，当归10 g，赤芍10 g，川芎10 g，蒲黄9 g，肉桂3 g，延胡索8 g。

【学术思想】

1. 少腹逐瘀汤选方依据。中医认为瘀血贯穿输卵管炎性不孕患者整个病程，故活血化瘀在治疗本病时，必不可少。清代著名医家王清任认为气血失调是一切疾病的病理基础，并提出活血化瘀理论，由此创立了五逐瘀汤。其中少腹逐瘀汤组方为当归、川芎、赤芍、小茴香、延胡索、五灵脂、生蒲黄、没药和官桂。方中用小茴香和官桂主温阳散寒，配伍当归、生蒲黄、赤芍、五灵脂以活血化瘀，加用川芎、没药、延胡索以活血行气止痛，诸药合用，功效温阳散寒、活血化瘀、行气止痛，主治"瘀血积于少腹之证"。

2. 针灸治疗输卵管炎性不孕的作用机制。输卵管阻塞所致不孕，中医认为其基本病机为各种原因导致瘀血阻滞胞宫，发为不孕，而针灸最擅长活血化瘀、疏通经络。现代研究表明，针灸可通过改善盆腔血液循环，促进炎症因子释放，修复受损输卵管，恢复输卵管通畅度和生理功能，从而达到助孕目的。

3. 针灸处方方义分析。气海、关元、中极为任脉经穴，均位于下腹部，属局部取穴。"任者妊也"，说明任主胞胎和生殖。根据《针灸甲乙经》中记载，此3穴可治疗"绝子"。脾俞、肾俞、命门为背部腧穴，主要起到补脾温肾、温煦相火的作用。八髎属于膀胱经穴，功效为调理下焦、疏通经络和除湿止带。足三里、三阴交均位于小腿部，分属脾胃两经，脾胃为后天之本，二穴合用，可激发脾胃之气以令气血调和。子宫属经外奇穴，专用治各种妇科疾病。

【诊断思路】

输卵管炎性不孕诊断标准：参照人民卫生出版社《不孕症中西医结合治疗》及第 8 版《妇产科学》中不孕和盆腔炎性疾病的诊断标准，拟定：①育龄期女性有正常性生活且未避孕，其配偶生殖功能正常，同居 1 年以上而仍未受孕者，称为不孕。其中原发性不孕是指从未妊娠者；继发性不孕指曾有过妊娠史，未避孕后 1 年仍未孕者。②妇科检查：子宫活动度不佳，甚则粘连固定，附件区可触及条索状增厚或片状增厚甚至包块，并且压痛呈阳性。③经子宫输卵管造影检查发现至少一条输卵管阻塞，或通而不畅，或出现输卵管积液或粘连。中医辨证标准：参照《中药新药临床研究指导原则》及罗颂平主编的《中医妇科学》拟定的寒湿瘀滞证辨证标准。①主症：婚久不孕；小腹及腰骶部冷痛喜温，或有刺痛感，痛处固定。②次症：月经常推后，量较少，色暗或有血块，经行腹痛加重；带下量多，色白质稀；形寒肢冷，喜暖怕凉，小便频数，大便溏薄。③舌脉：舌质暗，苔白或腻，可见瘀点或瘀斑，脉沉滑或沉涩。主症必须具备，次症具备 2 项及以上，结合舌苔脉象即可诊断。

【治疗方法】

少腹逐瘀汤，由安徽中医药大学第二附属医院统一制备复方颗粒剂。方法：口服少腹逐瘀汤，开水冲服，每日 2 盒，早晚分服。于每月月经干净后第 1 天开始用药，连续 10 日。同时予以针灸和耳穴贴压治疗。治疗周期：第 1 个月经周期即开始治疗，1 个月经周期为 1 个疗程，连续治疗 3 个疗程。治疗期间避孕。治疗前后均行 HSG 检查。治疗后指导同房，并随访 6 个月。一般指标：包括患者的年龄、病程、不孕类型、异位妊娠史、盆腔炎史、流产手术史等一般情况。疗效指标①妊娠率：治疗后 6 个月内宫内妊娠情况；②输卵管通畅度：治疗前后输卵管通畅度评分；③治疗前、后中医证候评分情况；④治疗前、后局部体征评分情况。安全指标：①治疗前、后一般生命体征监测，如心率、呼吸、体温、血压等；②治疗前、后血、尿、便、凝血常规、心电图和肝肾功能检查情况；③治疗过程中出现的异常反应和处理措施：a. 晕针：立即停止操作并取下所有毫针，平卧，饮温开水，症状严重者采取急救治疗。b. 烧伤：艾灸过程中，患者若觉皮肤发烫不可忍耐，需立即减少艾条数量或增加艾灸盒与皮肤之间的距离。若起水泡，小者可慢慢吸收，大者可用注射器吸出液体，保持创面清洁干燥。c. 皮肤过敏：耳穴贴压过程中，若患者出现皮肤发红发痒，可增加更换频率，保持皮肤清洁。d. 皮下出血：按压止血，局部冷敷，必要时可使用止血药。e. 滞针：嘱患者精神放松，适当延长留针时间，在滞针旁循经按压，扣弹针柄，或在滞针附近再刺一针，或逆向旋转松解缠绕的肌纤维。f. 其他可能出现的异常情况，并及时处理。疗效判定：参照《中药新药临床研究指导原则》（2002 版）和《中医病证诊断疗效标准》拟定。妊娠疗效判定①治愈：治疗后 6 个月内宫内妊娠；②无效：治疗后 6 个月内未妊娠或异位妊娠。输卵管通畅度疗效判定：输卵管通畅度分类标准：①输卵管不通：造影剂无法从输卵管排出，单侧评分为 2 分；②输卵管通而不畅：仅有少量造影剂从输卵管排出，单侧为 1 分；③输卵管通畅：造影剂可顺利从输卵管排出，单侧为 0 分。输卵管通畅度疗效判定标准①治愈：治疗后经 HSG 检查示双侧输卵管通畅，即输卵管评分降为 0 分；②有效：治疗后经 HSG 检查示至少一侧输卵管通畅度较前改善，即输卵管评分较前至少降低 1 分且不为 0 分；③无效：治疗后经 HSG 检查示双侧输卵管通畅度无变化，即输卵管评分较前未降低。

【治疗绝技】

①针药联合耳穴贴压相比单纯口服中药，能明显提高寒湿瘀滞型输卵管炎性不孕患者的宫内妊娠率。②针药联合耳穴贴压能够有效降低输卵管炎性不孕患者的输卵管阻塞程度，增加输卵管再通率，并且在改善中医证候和体征方面，疗效均比单纯中药治疗明显。③采用针药联合耳穴贴压治疗寒湿瘀滞型输卵管炎性不孕症，其疗效显著，且安全性高，无明显不良反应，值得临床使用。

【参考文献】

李影. 针药联合耳穴贴压治疗寒湿瘀滞型输卵管炎性不孕症的临床疗效观察 [D]. 合肥：安徽中医药大学，2019.

第七章　精卵同调特色疗法

王敏淑教授治疗夫妻双方不孕不育

【名医简介】

王敏淑，保定市中医院主任医师，1963 年毕业于北京中医药大学中医系，第三批、第五批全国名老中医药专家学术经验继承工作指导老师，河北省名中医，从事中医临床工作 50 余年，擅长运用中医药治疗糖尿病、失眠、胃脘痛、胸痹、不孕不育等内科、妇科疑难病症。

【诊断思路】

不孕不育属于临床常见疾病，随居民生活习惯及方式的不断改变，不孕不育发生率逐年增加。相关研究发现，造成不孕不育疾病发生的主要病因为男性精液质量低及女性的排卵障碍，且双方同时患病率高。

【治疗绝技】

夫妻双方同调治疗不孕不育。

【验案赏析】

康某，男，26 岁，2013 年 8 月 16 日初诊。主诉：婚后 2 年不育。现症见：手足心热，腰痛，乏力，早泄，纳可，夜寐安，二便调，舌质淡暗，苔白，脉沉。在唐县人民医院查精液动态分析：精子活动率 22%（正常 > 60%）。分类：A 级 8.11%，B 级 6.76%，C 级 6.76%，D 级 78.38%。密度 $13.27 \times 10^6/mL$（正常 $\geqslant 20 \times 10^6/mL$）。精子头部畸形 84%。提示精子数量、活动力均偏低。病因病机分析：《素问·上古天真论》曰："丈夫八岁，肾气实，发长齿更；二八，肾气盛，精气溢泻，阴阳和，故能有子"，可见肾精、肾气在男子生育机能中起着至关重要的作用。此患者禀赋虚弱，肾精亏虚，肾气不足，故难有子。手足心热、早泄为肾阴虚之象；腰痛、脉沉为肾阳虚之象。此外，血瘀于内，精道不畅，亦可导致男子不育。而此患者舌质发暗，乃是瘀血之象。中医诊断：不育。证型：肾阴阳两虚夹血瘀。治则：双补肾之阴阳，活血化瘀。处方：生地、熟地各20 g，山萸肉10 g，丹皮10 g，赤芍10 g，女贞子12 g，枸杞子12 g，覆盆子12 g，车前子（包）20 g，阳起石10 g，巴戟天10 g，炙淫羊藿10 g，锁阳10 g，制首乌10 g，黄精15 g，丹参20 g，生黄芪20 g。水煎服，每日1剂，7剂。

2013年8月23日二诊：已无手足心热，腰痛、乏力好转，仍早泄。舌质淡暗，苔白，脉沉。原方减赤芍，加益智仁10 g，芡实10 g，诃子10 g，生薏苡仁25 g，煅龙牡各20 g（先煎）以加强补肾固摄之功，水煎服，每日1剂，7剂。

2013年9月3日三诊：早泄有所好转，余无不适，舌质淡暗，苔白，脉沉。仍遵二诊方再进7剂。

2013年9月10日四诊：早泄明显好转，舌质淡暗，苔白，脉沉。2013年9月9日于唐县人民医院查精液动态分析：精子活动率27.4%（正常 > 60%）。精子分类：A级20.55%，B级6.85%，C级0，D级72.60%。精子密度 $7.63 \times 10^6/mL$（正常 $\geqslant 20 \times 10^6/mL$）。精子头部畸形92.31%。提示精子活动力、精子质量均增强。方药同三诊，10剂。后患者又就诊5次，一直服用此方加减，共治疗3个月余。

其妻甄某，女，25岁，2013年8月16日初诊。主诉：婚后2年不孕。现症见体胖，月经不规律，周期1～3个月，量少，夹有血块，经期易困倦、腰酸痛，舌质淡暗，苔白厚，脉沉细。保定市妇幼保健院查 hCG < 0.1000 mIU/mL（正常0～1.0）；激素六项：睾酮2.45 nmol/L（正常0.29～7 nmol/L），胰岛素21 μIU/L（正常2.6～24.9 μIU/L）。北京市石景山医院经阴道子宫附件彩超示双侧卵巢多囊样改变。病因病机分析：《素问·上古天真论》曰："女子七岁，肾气盛，齿更发长；二七而天癸至，任脉通，太冲脉盛，月事以时下，故能有子。"《医宗金鉴·妇科心法要诀·妇人不孕之故》曰："女子不孕之故，由伤任、冲也。伤其任冲之脉，则有月经不调、赤白带下、经漏、经崩等病生焉。或因宿血积于胞中，新血不能成孕；或因胞寒胞热，不能摄精成孕；或因体盛痰多，脂膜壅塞胞中而不孕。"可见，先天不足，冲任失养；瘀血、痰湿内阻胞宫，皆可导致不孕。此患者腰酸痛、脉沉细，乃肾虚之象；月经量少、夹有血块，舌质暗，乃瘀血之象；形体肥胖，经期易困倦，舌苔白厚，乃痰湿之象。中医诊断：不

孕。证型：肾虚血瘀夹痰湿。治则：补肾活血祛湿化痰。处方：当归 10 g，白芍 12 g，熟地 20 g，川芎 10 g，桃仁 10 g，红花 10 g，女贞子 12 g，菟丝子 15 g，枸杞子 12 g，覆盆子 12 g，车前子（包）10 g，制首乌 10 g，桑寄生 15 g，川断 12 g，丹参 20 g，鸡血藤 12 g，陈皮 10 g，苍术 10 g，清半夏 6 g，羌活 10 g，水煎服，日 1 剂，7 剂。

2013 年 8 月 23 日二诊：药后有小量出血，无其他不适，排卵试验阴性。舌质淡暗，苔白厚，脉沉细。上方减桃仁、川芎、丹参，加墨旱莲 10 g，三七粉（分冲）2 g，紫石英 10 g，坤草 15 g。10 剂。

2013 年 9 月 3 日三诊：未诉明显不适，舌质淡暗，苔白稍厚，脉沉细。处方同二诊，7 剂。

2013 年 9 月 10 日四诊：未诉明显不适，舌质淡暗，苔白稍厚，脉沉细。处方同三诊，10 剂。

2013 年 9 月 20 日五诊：月经 40 天未至，无不适，舌质淡暗，苔白不厚，脉沉细。上方减去清半夏、陈皮、苍术，加用活血痛经之品。处方：当归 10 g，白芍 12 g，女贞子 12 g，菟丝子 15 g，枸杞子 12 g，车前子（包）20 g，羌活 10 g，紫石英 15 g，三棱 15 g，莪术 15 g，卷柏 12 g，川芎 10 g，丹参 20 g，瞿麦 20 g，生茜草 10 g，桃仁 10 g，红花 10 g。水煎服，每日 1 剂，7 剂。

2013 年 9 月 27 日六诊：月经 47 天未至，稍感乏力，舌质淡暗，苔薄白，脉沉细。调整处方，加用益气养血之品。处方：生黄芪 20 g，当归 15 g，制首乌 12 g，鸡血藤 12 g，三棱 15 g，莪术 15 g，卷柏 12 g，川芎 10 g，生茜草 10 g，红花 10 g，桃仁 10 g，瞿麦 20 g，女贞子 12 g，枸杞子 12 g，红景天 20 g，羌活 10 g，紫石英 15 g，灵芝 4 g。水煎服，日 1 剂，10 剂。

2013 年 10 月 8 日七诊：闭经 2 个月。稍感乏力，无其他不适。舌质淡暗，苔薄白，脉沉细。处方同六诊。7 剂。后患者又就诊 3 次，一直服用此方加减，共治疗 3 月余。2013 年 10 月 15 日查细胞病理示未见上皮内病变，轻度炎症，建议定期复查。2013 年 12 月 7 日查 hCG 2951.00 mIU/mL。2013 年 12 月 7 日来电诉已孕。

【按语】

此案治疗夫妻双方均有相关不孕不育之疾患，经中医治疗，均有显著疗效，最终怀孕。显示了王敏淑教授高超的医术。其中，男方精子数量、活动力均显著偏低，伴早泄，中医辨证为肾阴阳两虚夹有血瘀，方法为双补肾之阴阳，兼活血化瘀，其中以生地、熟地、山萸肉、女贞子、枸杞子、制首乌等养肾之阴血，覆盆子、阳起石、巴戟天、炙淫羊藿、锁阳等益肾之阳气；又以赤芍、丹皮、丹参等活血通肾络；诸药合用，使肾之精血充沛，阳气旺盛，经络通畅，而生育机能正常。方中车前子一药，"功能利小便，复兼滋阴，同时又具通利之性，配伍补益剂有补而不滞之效，如六味（地黄丸）之用泽泻"，于众多补肾药中，可利尿渗湿，破除黏腻胶着之弊，利于精液的液化及精子的游走散布，作用至关重要。又淫羊藿一药，用于治疗男子不育，需羊脂油炙之方效，而生品效差甚至无效。女方因多囊卵巢综合征而不孕，中医辨证为肾虚血瘀夹痰湿，以补肾活血、祛湿化痰为大法，其中以熟地、女贞子、枸杞子、覆盆子、菟丝子、桑寄生、川断等药益肾填精；以当归、川芎、桃仁、红花、丹参、鸡血藤等药活血化瘀；以陈皮、清半夏、苍术、羌活、车前子等药祛湿化痰；诸药合用，使肾精充，经络通，痰湿去，终有孕。其中熟地、当归、白芍、川芎乃妇科名方四物汤，养血活血、调经种子。女贞子、枸杞子、覆盆子、菟丝子为男科名方五子衍宗丸去味酸敛湿之五味子，在此取其益肾填精之功，对肾精亏虚之妇科病亦有良效。充分体现了王敏淑教授用方之灵活。最终夫妇二人疾病均好转，化验指标均改善，而喜得有孕。后随访产一健康男婴。

【参考文献】

马建红，王久玉，李雅坤，等．王敏淑教授治疗夫妻双方不孕不育案[J]．中国中医药现代远程教育，2016，14（2）：48-49.

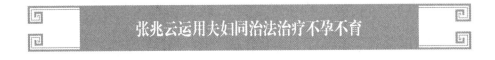

张兆云运用夫妇同治法治疗不孕不育

【名医简介】

张兆云，主任医师，中国中医科学院研究员，北京中医药大学首届研究生，著名中医任应秋的入室弟子，擅长以针药结合治疗疑难病，临床对不孕不育、顽固性失眠、便秘、过敏性疾病等有丰富的治疗经验。

【方药组成】

小茴香10 g，川芎10 g，延胡索10 g，生蒲黄10 g，五灵脂10 g，干姜

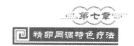

10 g，肉桂 10 g，赤芍 15 g，淫羊藿 15 g，卷柏 15 g，泽兰 15 g，紫河车 15 g，苏木 15 g，当归 10 g，桑寄生 20 g，川牛膝 20 g，怀牛膝 20 g。

【学术思想】

1. 女子以补肾调经为法，重视识机用药。①补肾为法。中医认为"经水出诸肾，肾主生殖，肾为脏腑之本，十二经之根，肾气亏损，肾精不足，冲任脉虚，皆可致经血失调，孕育无能。"《圣济总录》云：妇人所以无子，由冲任不足，肾气虚寒故也。张师认为妊娠与肾气和冲任二脉有极其密切的联系，肾虚则阴精不足，冲任不盛，胞脉不荣，月经失调，不能摄精成孕。故临床治疗不孕常以补肾气、益精血、培元固本、调养冲任为法，补肾之品组方，药用：淫羊藿、菟丝子、补骨脂、桑椹子、巴戟天等。重视调经不孕与月经不调关系颇密，正如古有"十不孕，九病经"之说。《证治准绳》言："经不准，必不受孕。"说明月经不调乃导致不孕的重要因素之一。因此，《济阴纲目》谓："求子之法，莫先调经。"《妇科要旨》亦言："妇人无子，皆由经水不调，种子之法，即在于调经之中。"月经准期，则生育机会即多。笔者多年临床实践发现，不孕之妇，亦多月经不调，经期或前或后，经量或多或少，或崩漏或闭经，血色或淡或深而挟瘀，诚如《医学纲目》所言："每见妇人之无子者，其经必或前或后，或多或少，或将行作痛，或行后作痛，或紫或黑或淡，或凝而不调，不调则血气乖争，不能成孕矣。"治疗上重视化瘀调经，强调以通为用。方以少腹逐瘀汤为主，本方取温经汤之义，合失笑散化裁而成，方中当归、川芎、赤芍养血调经，延胡索理气解郁，生蒲黄、五灵脂活血化瘀，干姜、肉桂、小茴香温宫散寒，诸药合用，活血祛瘀、温经散寒。王清任谓："此方去疾，种子，安胎，尽善尽美，真良善方也。"辨证加入舒肝健脾益肾之品，使脏腑气血充盈流畅，冲任调和，月经如期来潮，则种子有望。②识机用药。张师从中医整体观点出发，指出根据妇女不同的生理阶段给予规律用药，补肾与活血化瘀辨证识机应用，序贯用药，周而复始，对于提高疗效是十分重要的。行经期经血外泄，机体处于消的过程，宜泻而不藏，因势利导，少腹逐瘀汤用之最宜，多配活血之品，如牛膝、益母草、泽兰、卷柏、苏木、鸡血藤等；经后期血海空虚，冲任不足，阴阳气血处于长的过程，宜补而不泻，多用益气养血填精之品，如灵芝、刺五加、枸杞子、女贞子、何首乌等；排卵期前后服用峻补冲任之品，如紫河车、淫羊藿、补骨脂等则有助孕作用。

2. 男子以强肾填精为法。长期以来，社会上多存在认识上的偏差，把不孕不育原因归咎于女性。而笔者认为不孕原因非独妇女一方，男性因素亦不容忽视。《女科证治准绳》曰："大抵无子之故不独在女，亦多由男，房劳过度，施泄过多，精清如水，或冷如冰，及思虑无穷，皆难有子。"肾藏精，主生殖，为孕育之本，精子生成依赖肾阴的滋养和肾阳的温煦，有无生育能力，取决于肾中真阴真阳。《秘本种子金丹》谓："疾病之关于胎孕者，男子则在精，女子则在血，无非不足而然。"男子以精为本，临床应以补肾填精为求嗣之道，方宜用填精补髓、疏利肾气、繁衍传宗的五子衍宗丸为基础加减，方中菟丝子温肾壮阳，枸杞子填精补血，五味子补中寓涩，覆盆子固精益肾，车前子治有形之邪浊，涩中兼通，补而不滞。前人曰："菟丝子，车前子煮汁胶腻，极似人精，故能益精而聚精。况又得枸杞，覆盆子，皆滋润之品以助之乎。尤妙在五味收涩与车前通利并用，大具天然开合之妙矣。"该方乃平补之剂，是滋补肝肾、填精益髓之要方。遗精、滑精者重用覆盆子、五味子，加金樱子、沙苑；阳痿不举者去车前子，加阳起石、芦巴子；不射精者加王不留行、路路通、蜈蚣等，有利于治疗效果的提高。

3. 讲求夫妇双方配合治疗。人类的生殖首先关系夫妇双方生理功能，还关系到社会、心理等多种因素，简言之，受孕是一个复杂而又协调的生理过程。夫妇同诊，男女同治，既可减轻单方治疗的痛苦和压力，又可增加双方的交流配合，增进性生活和谐程度，为成功受孕提供有利条件。张师常形象地说种子犹如农民耕种，须具备四个条件，一者为优良的种子，即丈夫肾气充沛，性功能正常，精子数量、质量及活动能力正常。二者为肥沃的土地，即妻子气血充盛，排卵功能正常，输卵管通畅。三者为雨水调和，即夫妇双方在体力充沛、环境舒适、心情愉快的条件下性生活，正如《广嗣纪要》所言："男女胥悦，阴阳交通，而胚胎结矣。"同时强调性高潮出现有助于受孕，如《广嗣纪要》所言："男女未交合之时，男有三至，女有五至，男女情动，彼此神交，然后行之，则阴阳和畅，精血合凝，有子之道也。"四者要抓准季节，即在排卵期间同房，如《大生要旨》所言："凡妇人一月行经一度，必有一日氤氲之候，于此时顺而施之，则成胎矣。"其他时间养精蓄锐，在非排卵期避免无效的盲目同房，男子清心寡欲以聚精，女子平心静气以养血。此四者相辅相成，缺一不可。《妇科玉尺》引万全语："男子以精为主，女子以血为主，阳精溢泻而不竭，阴血时下而不衍，阴阳交畅，精血合凝，胚胎结而生育滋矣。"

【验案赏析】

曹某，女，26岁，2005年6月20日就诊。主诉：婚后3年未孕。妇科检查无异常，月经14岁初潮，有痛经史，素延期，行经5～7天，经量多，色乌，挟血块，常伴有经期少腹胀痛，腰部酸楚不适，上次月经时间为2005年5月25日，眠可，二便调，舌淡紫，边有瘀斑，苔白薄，舌下瘀络，脉沉细涩。西医诊断：原发性不孕。中医诊断：不孕，证为肾虚血瘀，治宜补肾活血。药用：小茴香10g，川芎10g，延胡索10g，生蒲黄10g，五灵脂10g，干姜10g，肉桂10g，赤芍15g，淫羊藿15g，卷柏15g，泽兰15g，紫河车15g，苏木15g，当归10g，桑寄生20g，川牛膝20g，怀牛膝20g。7剂，每日1剂，水煎服，日3次。为求夫妻配合治疗，遂唤其夫贾某诊治。

其夫贾某，男，28岁，精液检查无异常，自诉夫妇虽可行房事，然射精困难且无快感，性欲低下，形瘦，面淡，舌淡胖，边有齿痕，苔薄白，头晕乏力，腰酸耳鸣，眠尚可，二便调，脉沉细无力。证为肾气不足，肾精亏虚，治宜益肾填精。药用：太子参20g，菟丝子30g，覆盆子30g，怀牛膝30g，枸杞子20g，车前子20g，巴戟天20g，补骨脂20g，佛手10g，五味子10g，蜈蚣2条。8剂，每日1剂，水煎服，日3次。并指导夫妇双方配合治疗，尽量满足成功受孕的4个条件。5剂后，2005年6月24日适逢经期，未出现腰痛腹痛等症状，遂予上方去活血化瘀之品，酌加补肾养血之品，继服7剂，嘱其停药至下次月经前，继服上方7剂，2005年7月23日痛经症状仍未出现，遂停药观察。贾某8剂后性欲渐增，腰酸耳鸣等症状明显减轻，16剂后射精如常，房事渐有快感，诸症基本解除，遂停药观察。2006年8月16日经人告知已顺利产下一女婴，重6斤余，母女康健，家庭幸福。

【诊断思路】

不孕不育属于临床常见疾病，随居民生活习惯及方式的不断改变，不孕不育发生率逐年增加。相关研究发现，造成不孕不育疾病发生的主要病因为男性精液质量低及女性的排卵障碍，且双方同时患病率高。

【治疗方法】

传统医学对不孕不育症早有认识，《山海经》称为"无子"，《千金要方》称为"绝嗣、断续"，并认为其病因复杂，多种疾病均可导致不孕不育。如《石室秘录》有"女子不能生子有十病，男子不能生子有六病"等的探讨，而综观不孕不育的多种病因，女性多责之瘀血内阻，男性多归于肾精虚衰，正如《证治准绳》所言："医之上工，因人无子，语男则主于精，语女则主于血，著论立方，男以补肾为要，女以调经为先。即所谓/男益其精，女调其经之法。"故张师治疗不孕不育女性常以少腹逐瘀汤为基础，活血化瘀，通脉止痛，使络通瘀散，津血寻其常道，血海充盈，任脉得养，故能妊而有子。《医林改错》云："此方种子如神"，被王清任誉为种子安胎第一方。辅以男性配合治疗，常以五子衍宗丸为基础，填精补髓，种嗣衍宗，使精血充足，生机不息而增强生育能力，达到有子的目的。《广嗣要语》云："男服此药，添精补髓，疏利肾气，不问下焦虚实寒热，服之自能平秘，旧称古今第一种子方，有人世世服此方，子孙繁衍，遂成村落之说。"临证中，张师强调在中医辨证基础上，宜与现代医学辨病、辨体质相结合，组方选药尽可能考虑中药的功用，又结合现代药理研究，如紫河车、肉苁蓉、淫羊藿、菟丝子等补肾之品。现代药理证实其有性激素样作用，加入辨证方中，可提高调经种子效果。根据中医体质学说，形体肥胖者，多责之痰湿，故适当加入渗湿化痰之品，如晚蚕砂、皂角刺、浙贝、苍术等；瘿瘤体质者，多归于血瘀，故适当加入化瘀散结之品，如莪术、夏枯草、桃仁、鸡血藤等；无嗣易致郁，故适当加入理气怡情之品，如佛手、郁金、凌霄花、柴胡等。剂量上，亦遵《黄帝内经》中"女主七，男主八"之旨。如此则针对性更强，疗效更显著。

【参考文献】

施展，何庆勇，张兆云．张兆云运用夫妇同治法治疗不孕不育的经验[J]．辽宁中医杂志，2008（5）：668－669．

宋玉敏中医药同步调理精卵功能治疗不孕不育

【名医简介】

宋玉敏，大名县中医医院主任医师。

【方药组成】

红花15 g，菟丝子15 g，首乌15 g，黄芪10 g，鹿角胶10 g，枸杞10 g，山甲5 g。

调护：若为脾虚者，可加入茯苓 15 g、薏苡仁 15 g；若为肾阳虚损、勃起障碍者，可加入蛇床子 5 g、仙茅 15 g、淫羊藿 15 g；若为肺虚者，可加入百合 15 g、麦冬 15 g；若为早泄者，可加入金樱子 5 g、益智仁 15 g；若为精液消化不良者，可加入丹参 10 g、黄柏 15 g。

【学术思想】

不孕不育为生殖科常见病，病因繁多复杂，主要与卵巢、输卵管、精液异常等因素相关。相关调查资料显示，导致男性不育的主要原因为精液异常，而导致女性不孕的主要原因为输卵管异常或输卵管炎症。近年来我国不孕不育发生率逐年上升，对夫妻双方生理、心理造成严重影响，同时对家庭造成严重影响，采取合理的手段治疗不孕不育对减轻家庭负担、提升生活质量有重要意义。中医理论认为，不孕不育属"无嗣""不孕""无子"等范畴，可受多种因素影响。男性精子数量、质量、形态、活力等可影响生育能力，女性卵子成熟情况也可对生育能力造成一定影响。中医理论认为，精子和肾脏功能存在密切关系，和人体脾、肝、肺等功能也有紧密联系。本研究通过对不孕不育夫妻进行精卵同步调理，分别给予男性滋阴补肾、益气活血、通经活络方治疗，对女性行促排卵、补肾养血治疗。男性方中红花有散瘀止痛、活血通经之效，菟丝子有补肾益精、健脾、固精缩尿之效，治疗遗尿、尿频、阳痿遗精、脾肾虚泻。首乌有养血滋阴、补肝肾之效，主治遗精、肝肾阴虚等。黄芪为补气良药，有生肌养血、利水消肿之效，鹿角胶有益精养血、温补肝肾之效，主治阳痿滑精、宫寒不孕等症。枸杞可补肾益精、治疗肝肾阴亏，山甲有通经活络、生精强精之效，可提升精子活性、密度，增加受孕概率。诸药合用，可共奏滋阴补肾、益精养血之效，有效调节机体内分泌，促进性激素分泌，改善附睾功能，促使精子更加成熟，增加受孕的概率。女性方中益母草、当归有调经活血、祛瘀之效，主治月经不调，熟地有补血滋阴之效，淫羊藿有补肾壮阳、祛风除湿之效，龟甲有滋阴补肾、潜阳健骨之效，诸药合用可共奏补肾养血、调经活血之效。

【诊断思路】

男性为精子质量异常，女性为排卵功能障碍。

【治疗方法】

行中医药同步调理精卵功能治疗，具体措施见下。男性：使用滋阴补肾、益气活血、通经活络的中药治疗，将诸药以清水煎服，持续治疗 60 日为 1 个疗程。女性：采用促排卵助孕法治疗，选择补肾养血的中药治疗。配方：益母草 20 g，熟地、菟丝子、枸杞各 15 g，当归、淫羊藿、龟甲各 12 g，红花 10 g。辨证治疗：若为 PCOS，加入紫石英、郁金各 12 g，苍术 10 g；若为肾阴虚，可加入麦冬 10 g，女贞子 12 g；若为肾阳虚，可加入巴戟天 8 g，补骨脂、仙茅各 12 g。将诸药以清水煎服，持续治疗 10 日为 1 个疗程。持续治疗 3 个月。

【治疗绝技】

对不孕不育患者而言，实施同步调理精卵功能治疗效果理想，可促进女性月经恢复正常，正常排卵，恢复男性精子质量，促进成功受孕，值得应用及推广。

【参考文献】

宋玉敏. 中医药同步调理精卵功能治疗不孕不育症的临床效果分析 [J].世界最新医学信息文摘，2019，19（33）：211，213.

第八章　针药结合特色治法

【名医简介】

刘岩，淄博市中西医结合医院主任医师。

【经典名方】

苍附导痰汤。

组成：苍术、香附、皂角刺各 15 g，路路通、川芎、胆南星、枳壳、陈皮、巴戟天、红花各 12 g，桂枝、制半夏、莪术各 10 g，穿山甲 6 g（现已不用），薏苡仁 30 g。

调护：胸闷及痰多者加瓜蒌、桔梗各 15 g；月经量少者加熟地、当归各 12 g，鸡血藤、丹参 15 g。

【学术思想】

中医认为，不孕不育主要是气血失调、宫寒肾虚、肝郁脾虚、血瘀气滞及痰湿内阻所致。因此治疗应以温宫散寒、清痰化湿、活血化瘀及益气养血为主。针对该病主要采取口服药物治疗，但治疗效果并不理想，且用药不良反应较多，因此影响患者的健康。相关研究表明，针对不孕不育患者采取苍附导痰汤联合针灸方案治疗的临床效果较好。苍附导痰汤为中药组方，方中添加的苍术具有燥湿健脾的功效；香附理气解郁，调经止痛；路路通祛风活络，利水通经；川芎活血化瘀，通达气血；胆南星、制半夏燥湿化痰，寒能清热；陈皮理气化痰；巴戟天温宫散寒；红花活血通经，散瘀止痛；桂枝温通经脉；莪术破血行气；薏苡仁健脾渗湿。针灸是我国传统中医治疗方法，通过针灸治疗可打通任督二脉，促进性欲及血液循环，从而达到活血化瘀的作用，而且还可提高精子活性。同时针灸具有安全及方便等优点，可避免药物治疗产生的不良反应。而中药与针灸通过联合应用后，使患者的临床治疗效果得到明显提高，帮助患者尽早改善临床症状。

【诊断思路】

不孕不育属于临床常见疾病，随居民生活习惯及方式的不断改变，不孕不育发生率逐年增加。相关研究发现，造成不孕不育发生的主要病因为男性精液质量低及女性的排卵障碍，且双方同时患病率高。

【治疗方法】

给予苍附导痰汤联合针灸方案治疗，诸药以水煎制取汁 400 mL，每日早晚各服 1 次，连续治疗 3 个月；针灸取穴百会、上星、天枢、足三里、丰隆、三阴交和中极等，首先对穴位及针灸针进行消毒，然后进行施针，使用寸针，将针直刺入穴位，得气后留针 30 分钟，每日 1 次，连续治疗 30 天。

【参考文献】

刘岩. 不孕不育应用苍附导痰汤 + 针灸方案的临床预后分析 ［J］. 实用妇科内分泌电子杂志，2020，7（2）：84，89.

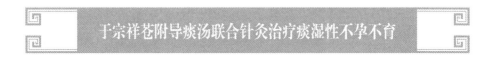

于宗祥苍附导痰汤联合针灸治疗痰湿性不孕不育

【名医简介】

于宗祥，深圳市罗湖区人民医院中医科主任医师。

【经典名方】

苍附导痰汤。

组成：苍术、皂角刺、路路通各 15 g，川芎、胆南星、香附、炒神曲、枳壳、陈皮、红花、巴戟天各 12 g，桂枝、制半夏各 9 g，薏苡仁 30 g，莪术、穿山甲（现已不用）各 6 g。

调护：若患者伴有痰多、胸闷，则加瓜蒌、麦冬和桔梗各 12 g；若患者伴有月经量少，则加熟地、当归各 12 g，鸡血藤 20 g，丹参 15 g。

【学术思想】

在临床研究中发现，痰湿是众多诱发因素中一项重要的因素。从中医上来讲，痰湿性不孕不育不仅影响了患者的健康和生活，而且大多数痰湿体质患者由于其体内痰湿内蕴，使得子宫胞络受到阻塞，进而使得患者出现月经不调、排卵障碍等，最终使得患者出现不孕不育。中医认为，痰湿性不孕不育患者的发病机制为肾气亏损、气血失调、肝郁脾虚、痰湿内阻，因此必须要以温子宫、清痰化湿、补益中气为主要治疗原则，进行对症治疗。在该研究药方中，制半夏可化痰止湿，胆南星可清热化湿，香附、陈皮可理气化痰，神曲健脾和胃，半夏有降逆止呕之功效。诸药合用，具有良好的临床治疗效果。在此基础上，联合穴位针灸，有效改善了患者子宫内膜的环境，促使患者月经正常、排卵正常。在穴位针灸中，中极主藏精血，可有效调节冲任；三阴交可调理肝肾、健脾胃；将针灸与苍附导痰汤联合治疗，可进一步提高患者的临床治疗效果。

【诊断思路】

不孕不育主要是指育龄的夫妇在 12 个月以上，在未采取任何避孕措施的情况下，仍无法妊娠成功的现象。根据相关的临床治疗显示，目前我国已有 5000 万的不孕不育患者，呈现出明显的上升趋势。

【治疗方法】

给予苍附导痰汤联合针灸治疗。①苍附导痰汤：苍术、皂角刺、路路通各 15 g，川芎、胆南星、香附、炒神曲、枳壳、陈皮、红花、巴戟天各 12 g，桂枝、制半夏各 9 g，薏苡仁 30 g，莪术、穿山甲各 6 g。若患者伴有痰多、胸闷，则加瓜蒌、麦冬、桔梗各 12 g；若患者伴有月经量少，则加熟地、当归各 12 g，鸡血藤 20 g，丹参 15 g；所有药物用水煎，煎至 400 mL 药汁，1 剂/日，分早晚服用，持续治疗 1 个月为 1 个疗程。连续治疗 3 个疗程。②针灸取穴：百会、天枢、上星、足三里、中极、三阴交和丰隆，对穴位进行常规消毒，并采用寸针，留针 30 分钟，以出现局部麻醉肿胀为度。从患者月经第一个月开始，3～7 日为一个针灸治疗周期，1 次/日，在月经期内停止治疗。

【治疗绝技】

对痰湿性不孕不育患者实施苍附导痰汤联合针灸治疗，可有效提高痰湿性不孕不育患者的受孕成功率，临床治疗效果显著。

【参考文献】

于宗祥. 苍附导痰汤＋针灸治疗痰湿性不孕不育的临床观察 [J]. 实用妇科内分泌电子杂志，2019，6（3）：121－122.

王必勤苍附导痰汤联合针灸治疗痰湿性不孕不育

【名医简介】

王必勤，北京中医药大学东直门医院主任医师。

【经典名方】

苍附导痰汤药方。

组成：苍术、皂角刺、路路通各15 g，胆南星、香附、陈皮、枳壳、川芎、炒神曲、红花、巴戟天各12 g，制半夏、桂枝各9 g，薏苡仁30 g，穿山甲（现已不用）、莪术各6 g。

【学术思想】

从中医学角度来看，痰湿性不孕不育与肝郁脾虚、肾气亏损、气血失调、痰湿内阻、胞宫虚冷等因素有关，《女科正宗》谈到"肥白妇人不能承胎者，或子宫虚冷，或痰滞血海，不能摄精，当温子宫，补中气，消痰为主"，表明痰湿性不孕患者应该在消痰的基础上，补益中气，健运脾胃，标本兼治。这与郭瑞提出的应以补肾阴、补肾活血、补肾阳、活血行气为治疗方法观点一致。苍附导痰汤出自《叶天士女科诊治秘方》。苍附导痰汤方中，包括苍术、皂角刺、路路通、胆南星、香附、陈皮、枳壳、川芎、炒神曲、红花、巴戟天、制半夏、桂枝、薏苡仁、穿山甲（现已不用）、莪术等成分，其中制半夏可以化痰燥湿功效，胆南星可以清热化痰，陈皮和香附可以理气化痰，神曲可以健脾和胃，半夏可以降逆止呕，皂角刺可以促进卵泡排出等，各药材成分可以协同作用，促进健脾和胃、行气化瘀、化痰燥湿。针灸治疗可以调理月经、改善子宫和卵巢的血液循环，改善子宫内膜环境，促进排卵。中极为肝、脾、肾与冲任二脉交会穴位，主藏精血，可以调理下焦和冲任二脉，中脘可以健脾化湿，三阴交可以补肝肾、健脾胃，关元可以温肾暖宫、培补元气，通过利用针灸治疗手法刺激诸穴，调节患者内分泌，起到调经活血的作用。

【诊断思路】

不孕不育是指达到育龄的夫妇1年内未采取避孕措施，性生活正常情况下而未能成功妊娠。根据中国人口协会调查结果显示，截至2014年年底，不孕不育患者已超过 4000 万，占育龄人口的 12.5%，并且我国不孕不育发病率呈逐年上升的趋势。痰湿性不孕不育，主要由于患者痰湿壅阻，胞脉和胞宫闭塞，导致月经不调、闭经和不孕，患者一般体型肥胖、舌苔白腻、面部油腻、胸闷多汗、痰多易乏、痤疮、闭经不孕，主要分为肝郁脾虚、痰湿壅阻型不孕症，痰瘀合病、壅阻胞宫型不孕症，阳虚痰湿型不孕症。一般西医临床治疗不孕不育症主要采取药物、手术和辅助生殖技术，不良反应大。诊断标准：中医诊断标准可参照《中医妇科学》中规定的痰湿性不孕标准，即婚久不孕，月经闭经或稀发，脉滑，舌淡胖，体胖，多毛，伴头晕等症状；西医诊断标准可参照曹缵孙和程径分别编写的《妇产科综合征》和《实用中西医结合不孕不育诊疗学》。

【治疗方法】

利用苍附导痰汤联合针灸进行治疗，若患者痰多胸闷，则可加麦冬、瓜蒌、桔梗各 12 g；若患者经量少，则可加熟地 12 g，鸡血藤 20 g，当归 12 g，丹参 15 g 等。每天 1 剂，水煎服，取 400 mL 药汁，早晚服用，1 个疗程为 1 个月，治疗 3 个疗程。在服用苍附导痰汤的同时，配合使用针灸治疗。在患者第 1 个月经周期 3~7 天开始针灸治疗，针灸穴位一般选用百会、天枢、足三里、上星、中极、三阴交、中脘、丰隆等，先对穴位进行消毒，选用寸针，将穴位捻至局部麻胀为佳，留针 30 分钟，每日 1 次，经期停止治疗。

【治疗绝技】

苍附导痰汤联合针灸治疗对于痰湿性不孕不育患者治疗总有效率、排卵率、2 年妊娠率、雌二醇激素、黄体生成素均具有显著的效果，可以作为治疗痰湿性不孕不育的重要手段，具有临床推广意义。

【参考文献】

王玉芳，王必勤. 苍附导痰汤联合针灸治疗痰湿性不孕不育疗效研究 [C] //. 湖南中医药大学学报 2016/专集：国际数字医学会数字中医药分会成立大会暨首届数字中医药学术交流会论文集. 2016：571.

赖新生教授通元针法治疗不孕不育

【名医简介】

赖新生，广州中医药大学教授，第五批全国老中医药专家学术经验继承工作指导老师，享受国务院特殊津贴专家，从事中医针灸学临床、科研及教学工作近40年，学术经验丰富。通元针法为赖新生教授在系统成熟的理论基础上结合多年临床经验独创的一种针灸疗法，旨在通过通督调神和引气归元来调和脏腑阴阳平衡以治病，近来应用此法在治疗男女不育不孕方面疗效卓著。

【经典名方】

金匮肾气方合苍附导痰丸方、二仙汤合桂枝茯苓丸方或艾附暖宫汤加减

组成：熟地、山茱萸、山药、杜仲、菟丝子、牡丹皮、泽泻、香附、苍术、仙茅、淫羊藿、枸杞子、巴戟天、艾叶、半夏、桃仁、红花、桂枝、茯苓、川芎等。

调护：如合并肝气郁结、瘀血停滞，则加用逍遥散、血府逐瘀汤治疗。

【学术思想】

通元针法，是基于通督养神、引气归元的治疗大法，以五脏背俞穴通督养神和腹部任脉及腹募穴为主以引气归元，同时依据病情可配合开四关或五输穴，参以传统的针灸补泻手法，依据针灸调整脏腑的作用，具有平衡阴阳的效应特点。本法体现了循经取穴的精华，以脏腑神气为治疗中心，以任督二脉为调节全身阴阳的关键环节，蕴含赖氏针法处方和针药结合的独特学术思想，具有简单易行、适应证广、实用规范、疗效显著的特点。具体处方：背俞穴以心俞、膈俞为主，在所有病症中均取此穴，作为通督养神的要穴，根据五脏背俞分治五脏的理论，泌尿生殖系病取肾俞、膀胱俞等，也可进一步配合五神藏所含神魂意魄志即膀胱经第二侧线背俞穴加强疗效；腹部腧穴以天枢为引导阴阳之气的主穴，气海、关元、归来为辅穴。通督养神以调养脏腑神气之广义神为中心，选取五脏六腑之精气输注于体表之背俞穴（调节脏腑功能、振奋人体正气的要穴），并取心俞、膈俞为主穴，临证根据相应脏腑疾病再配伍相应脏腑俞穴，以养脏腑神气、调血脉、调整脏腑功能为

治疗大法，神明安、血脉气机条达、脏腑得养则阴平阳秘、十二官安、精神乃治。其次，赖老认为经络之气阴阳相应、脏腑腹背气相交贯，疏通经络必须调气，调气关键在于引气归元。背俞所治为阳病，腹募所治为阴病，二者兼而取穴则阴阳二气贯通归元，是谓通元法，乃以平为期的针灸疗法。通元针法极大地扩大了针灸的适应证，将以往立足于外经病、四肢运动功能疾病及痛证为主的针灸疗法，从针灸理法方穴辨证论治的规律中抽提出最有临床实际应用价值的经穴特异性和经络理论。通元针法配合五输穴成为整体观指导下的针灸治疗全身疾病的优势疗法。

【诊断思路】

不孕不育属于临床常见疾病，随居民生活习惯及方式的不断改变，不孕不育发生率逐年增加。相关研究发现，造成不孕不育疾病发生的主要病因为男性精液质量低及女性的排卵障碍，且双方同时患病率高。

【治疗方法】

通元针法为主治疗多囊卵巢综合征不孕。多囊卵巢综合征是一种以持续无排卵、高雄激素血症及胰岛素抵抗为主要特征的妇科内分泌紊乱疾病，以月经不调、不孕、肥胖等为主要临床表现。根据其症状应归属于中医学"月经后期""闭经""不孕"等范畴，是引起无排卵性不孕的主要原因，占无排卵性不孕的50%～75%。赖新生教授认为，PCOS病机为本虚标实，肾虚为其本，痰瘀为其标，当从肾气不足、痰湿血瘀入手。多囊卵巢综合征患者多见于癸水先天不足、肾阴虚者，多卵巢发育差、卵泡发育不良、无优势卵泡或子宫内膜薄、月经后期、月经量少；肾阳虚者，多卵巢病理性肥大、月经后期或经闭、色淡而淋漓难尽，伴形体肥胖。治疗上可采用通督养神法以调和阴阳、补益肾气（包括肾阴、肾阳），运用引气归元法以调和气机、疏通经络、化痰祛瘀。具体如滋阴养血即以补癸水之阴为主，引气归元，多取天枢、关元、中极、归来，配合肝俞、肾俞、三阴交以治之，克服了用药时补阴多滋腻易碍生机的缺点，尤其兼痰浊者，妙在两相兼顾，此时可酌加足三里、丰隆以化痰，恰到好处。临床上常配合桃红四物汤、八珍汤合柴胡疏肝散或两地汤合苍附导痰汤化裁，使滋而不腻、补中有通。养阴之药不外生熟地、当归、白芍、女贞子、墨旱莲、阿胶等，亦可依据四时季节及体质证候酌选沙参、麦冬、石斛等，顾护阳明脾胃、健运中焦的白术、党参、茯苓亦常选用；肾阳虚夹痰湿者应以补肾壮阳法暖胞宫、祛痰湿为主，此时针灸方面以通督养神为主，重用心俞、膈俞和肾俞、脾俞，必要时尚可加用百会、腰阳关等督脉穴，补法为主加用灸法以壮元阳，配合天枢、气海、关元、归来以引气归元，配合子宫、血海、足三里、三阴交、太溪以调治。中药配合用金匮肾气方合苍附导痰丸方、二仙汤合桂枝茯苓丸方或艾附暖宫汤加减，常用熟地、山茱萸、山药、杜仲、菟丝子、牡丹皮、泽泻、香附、苍术、仙茅、淫羊藿、枸杞子、巴戟天、艾叶、半夏、桃仁、红花、桂枝、茯苓、川芎等，如合并肝气郁结、瘀血停滞，则加用逍遥散、血府逐瘀汤治疗。留针施以针刺补法，并配合穴位埋线、穴位贴敷，每获良效。针灸方面则以任督二脉经穴配合肾经、阳明经穴为主，针灸并用。针灸处方：仰卧位取百会、神阙（隔盐灸）、关元（温针灸）、气海、子宫、外关、足三里、三阴交、阴谷、太溪、丰隆；俯卧位取脾俞、肾俞、肝俞、命门、腰阳关、次髎。以上穴位施以补法或平补平泻手法，神阙、关元多用温灸，隔日1次，每次留针30分钟，针灸期间同时服用中药每日1剂，每多获效。

【验案赏析】

患者，女，33岁，2011年8月6日初诊。主诉：婚后不孕3年余。询其月经周期一般在30~50天，偶尔闭经，形体肥伴，四肢不温，舌淡胖、苔白滑，脉沉细尺弱。结合B超诊断为PCOS，但性激素六项检查未见异常。诊断为多囊卵巢综合征不孕，证属脾肾阳虚、痰湿阻络，治以健脾肾、暖胞宫、行气化痰通络为法，通元针法方：俯卧位取百会、心俞、膈俞、脾俞、肾俞、命门、腰阳关、次髎，温针灸，每次30分钟，隔日1次；仰卧位取神阙（隔盐灸）、关元（温针灸）、气海、子宫、外关、足三里、三阴交、阴谷、太溪、丰隆，施以补法或平补平泻手法，神阙、关元多用温灸，隔日1次，两组穴交替，每次留针30分钟。经期停针。中药以肾气丸合苍附导痰丸加减，方药：熟地、山茱萸、山药、杜仲、菟丝子、香附、苍术、巴戟天各15g，熟附片、艾叶、陈皮、法半夏、当归各10g，菟丝子30g。治疗2个月后，月经周期逐渐调至30天。3个月之后怀孕，足月顺产一男婴。

【按语】

赖新生教授亦擅长应用通元针法为主结合中药治疗男性不育。由于人们的精神压力大、环境污染重、吸烟、嗜酒等因素导致男性不育的发病率呈现上升趋势，而在男性不育中，少精、弱精症又占较高比例。中医学无此病名，但可归属中医"精少""精寒"之范畴。中医理论认为，肾为先天之本，内藏元阳元阴，主生殖，藏生殖之精；脾为后天之本，气血生化之源，男性不育多以肾精亏虚、气血两亏为基本病机，而现代男性生活节奏快、精神压力大，加之嗜酒、嗜食肥甘者众，且大多病程较长，因此本病在脾肾亏损的基础上，多有气血逆乱、神不内守、火不归元，从而酿生湿热、痰瘀，故赖教授在临床上治疗男性不育以补肾填精为主。生育期男性多以壮年为多，纯虚者少见而虚实夹杂者较多。一般以通督法调神，一方面督脉为一身阳气之总督；另一方面神足精神内守则气血畅顺，元气易复，同时配合引气归元法以引命门真气直达丹田，使下元不虚、精血汇聚，从而达到壮阳、提升精子质量的目的。五子衍宗丸合六味地黄丸加减是常用中药基础方剂，但其临证绝不仅仅限于这一方法。一般认为青壮年男性多以阴虚、湿热为主，也有阳虚者，多数受环境的影响，加之长期熬夜、精神压力大致阴阳失调、阴虚火旺，虚火灼伤阴精，故致精弱，治疗上应以引火归元、滋阴潜阳为主，并时时注重安神调神，酌加酸枣仁、夜交藤、百合等以宁神养神。心统血，气血与心神密不可分，不同于以往的单纯大辛大热补法，处方用药上多用天王补心丸或杞菊地黄汤加减。合并前列腺炎、附睾炎等尚需清利肝胆湿热者，则用龙胆泻肝汤、导赤散加减，当然具体在临床上还是要根据病史、症状及舌脉进行辨证治疗，如确有明显的肾阳虚证候则亦可以滋补为主。如肾气虚不能鼓动精微，精、气、神转化之环节被打断，一般以补肾阳为主，如淫羊藿、锁阳、鹿角霜、熟地、肉苁蓉等，但过于辛温则又有碍元气，恐久用后壮火食气，往往需阴中求阳，可加枸杞、山萸肉、生地、元参、知母、丹皮等制之以达阴中求阳。尤其要强调，巴戟天、北芪、党参等对提高精子活力甚有疗效，即壮阳不一定能生精，补气则可提高精子活力，亦为引气归元之法，中药则可在左、右归丸基础上加用北芪、党参之属，中焦旺，则心肾交，元阳自然归其所。

【参考文献】

李月梅，孟珍珍，王冉冉. 赖新生教授通元针法治疗不孕不育经验[J]. 中国针灸，2015，35（3）：283-286.

于宗祥中药联合针刺治疗多囊卵巢综合征不孕

【名医简介】

于宗祥，深圳市罗湖区人民医院中医科主任医师。

【经典名方】

疏肝祛痰散瘀汤

组成：甘草、刘寄奴、熟地、当归、白芍、白术、白芥子、麸炒苍术、香附、续断、胆南星、赤芍、柴胡和土鳖虫各 10 g，丹参、枸杞子、菟丝子、鸡血藤、墨旱莲和女贞子各 15 g。

【学术思想】

PCOS 是临床上育龄期女性最为常见的疾病，主要是由于女性代谢紊乱导致其出现月经稀发、排卵障碍等症状。因此，在对于该疾病的临床治疗中，其关键点在于促进卵泡发育，并促使卵细胞排除，以达到成功受孕的目的。PCOS 的常规西药治疗均是以改善患者体内雌激素水平为治疗原则，而研究发现，对患者采用中医治疗方式，在治疗中，以益肾解郁、消痰散瘀为治疗原则，采用疏肝祛痰散瘀汤进行对症治疗可进一步提高临床治疗效果。

【诊断思路】

PCOS 属于一种内分泌紊乱疾病，是临床上育龄期妇女的多发病和常见病，相关研究资料显示，其发病率高达 6.5% ~ 6.8%。患者常出现不孕不育、月经紊乱、排卵障碍等症状，严重影响了患者的生活质量和家庭和睦。常规的西药治疗虽然能在一定程度上改善患者的雌激素状况，但治疗效果并不十分理想。

【治疗方法】

给予中药联合针刺治疗。①疏肝祛痰散瘀汤：甘草、刘寄奴、熟地、当归、白芍、白术、白芥子、麸炒苍术、香附、续断、胆南星、赤芍、柴胡和土鳖虫各 10 g，丹参、枸杞子、菟丝子、鸡血藤、墨旱莲和女贞子各 15 g。所有药物加水煎，早晚口服，1 剂/日，连续服药 3 个月。②针刺：取关元、三阴交作为主穴，取血海、气海、脾俞、肾俞、丰隆、太冲、命门和足三里作为配穴。采用补泻法对患者进行针灸，留针 20 分钟，隔 1 日针灸 1 次，连续针灸 7 次为 1 个疗程。间隔 1 周之后，再进行下一个阶段治疗，持续治疗 2 个月。

【治疗绝技】

对 PCOS 不孕患者实施中药联合针刺治疗，可有效提高患者的受孕成功率，临床治疗效果显著。

【参考文献】

于宗祥. 中药 + 针刺治疗多囊卵巢综合征不孕不育的效果分析［J］. 实

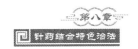

用妇科内分泌电子杂志，2018，5（32）：90，92.

姚贵轩中药联合针刺治疗多囊卵巢综合征不孕

【名医简介】

姚贵轩，菏泽市牡丹区中心医院主任医师。

【经典名方】

疏肝祛痰散瘀汤

组成：当归10 g，熟地10 g，甘草10 g，刘寄奴10 g，续断10 g，香附10 g，麸炒苍术10 g，白术10 g，白芍10 g，白芥子10 g，柴胡10 g，赤芍10 g，胆南星10 g，土鳖虫10 g，女贞子15 g，墨旱莲15 g，枸杞15 g，鸡血藤15 g，丹参15 g，菟丝子15 g。

调护：气虚者可加枳壳、党参；气滞者加枳壳、郁金与木香；阴虚者加石斛；瘀血者加莪术、三棱与桃仁。

【学术思想】

近年来，随着生活节奏的加快及饮食结构的变化，不孕的发病率在全球范围内呈逐渐上升趋势，已成妇科较为常见的疾病之一，约有25%属无排卵性不孕症。多囊卵巢综合征的主要致病原因为促性腺激素敏感性减低、雌激素分泌不足引起黄体生成素分泌量低，导致卵巢功能过早衰竭，阻碍卵泡正常发育，最终造成不孕不育。为此，促进卵泡发育和恢复正常排卵是治疗该疾病的关键所在。中医认为该病是由于肝脏功能出现障碍，使得血运状况与阴阳调节受到影响，也就是中医常言的肝郁肾虚、痰阻血瘀。同时因该疾病的发病机制与临床症状表现较为复杂，为了确保治疗效果，在治疗中大多采用标本兼治的方法。因此，对于多囊卵巢综合征的治疗，中医主要是针对疾病的内在因素，以消痰散瘀、益肾解郁为主。而疏肝祛痰散瘀汤对患者的血流动力具有明显的缓解作用，以达到化瘀通络、益肾健脾的治疗效果。针刺治疗多以益肾解郁、补肾健脾为主，通过针刺人体的主穴与配穴，可改善患者脏腑血瘀，促进脉络通畅，同时补益精血、调节阴经之气及保养胎儿也有一定作用。有研究表明，针刺方法具有安全性高、疗效明显及易于接受等优点。二者联合治疗，不仅能有效调整患者机体激素分泌状态，也能恢复正常排卵，从而提高受孕概率。

【诊断思路】

多囊卵巢综合征以血清睾酮分泌增多、排卵障碍及内分泌障碍等为临床主要症状。

【治疗方法】

采用中药（疏肝祛痰散瘀汤）联合针刺治疗。将全部药物水煎后，早晚服用，1剂/日，持续服用3个月。针刺穴位则以关元、三阴交为主穴，以气海、血海、肾俞、脾俞、命门、太冲、丰隆、足三里为配穴。经常规消毒后依据补泻法实行针刺，针刺后保留20分钟，隔1天给予治疗1次，连续治疗7次为1个疗程，之后间隔7天后继续治疗，连续治疗2个月。

【治疗绝技】

对多囊卵巢综合征不孕不育患者采用中药联合针刺治疗，可改善内分泌失调状况，提高受孕率，且安全性高，具临床实际应用价值。

【参考文献】

姚贵轩. 中药联合针刺治疗多囊卵巢综合征不孕不育的临床疗效及排卵情况分析［J］. 中医临床研究，2018，10（24）：119－120.

肖慧莲中药联合针刺治疗多囊卵巢综合征不孕

【名医简介】

肖慧莲，于都县妇幼保健院妇产科主任医师。

【经典名方】

自拟疏肝祛痰散瘀汤。

组成：甘草10g，白术10g，土鳖虫10g，麸炒苍术10g，香附10g，刘寄奴10g，当归10g，续断10g，熟地10g，胆南星10g，白芍10g，赤芍10g，白芥子10g，柴胡10g，丹参15g，菟丝子15g，墨旱莲15g，枸杞子15g，鸡血藤15g，女贞子15g。

【学术思想】

多囊卵巢综合征是临床中常见的不孕不育类型，主要为机体内分泌紊乱而引发的一系列生殖功能异常情况，临床表现主要包括雄激素水平上升、排卵异常及月经紊乱等。疾病发生的主要机制为促性腺激素的敏感性增强，进而使黄体生成素分泌量增加，导致卵巢中生成的雄激素量增加，阻碍了卵泡的正常生长，进而最终导致不孕不育症状发生。常规西药治疗主要通过对雌激素的抵抗来改善患者机体状态，而药物应用时经常会伴随宫颈内黏液的黏稠变化，也会抑制子宫内膜的生长发育，影响卵子受精情况。传统中医认为该病的主要病机为肝郁肾虚、痰阻血瘀，由于肝脏功能受限而影响到血运状况与阴阳调节。由于疾病的症状表现与发病机制均较为复杂，所以在治疗过程中采用标本兼治的方案能够获取更佳的效果，而中医治疗主要针对疾病的内在因素，故可有效保证其治疗效果。针对多囊卵巢综合征，中医治疗方式主要以消痰散瘀、益肾解郁为主。开展中医药联合针刺治疗的方案，其中疏肝祛痰散瘀汤可明显缓解患者血流动力学，起到化瘀通络、益肾健脾的效果。而针刺治疗有效改善患者脏腑血瘀的情况，促进脉络通畅。

【诊断思路】

西医诊断标准：①存在明显的多毛、痤疮等雄激素升高表现；②存在闭经、月经稀发或功能失调性子宫出血；③腹部 B 超检查显示卵巢增大，内部存在小卵泡数量≥8 个；④无其他内分泌疾病。中医诊断标准：①存在明显的肥胖与月经异常表现；②患者容易倦怠、胸腹痞满、肢冷畏寒、脉相沉缓、舌苔白腻。

【治疗方法】

中药联合针刺治疗。中医药选取自制的疏肝祛痰散瘀汤加减治疗，存在瘀血表现者加桃仁、莪术与三棱，气虚者加枳壳、党参，气滞者加木香、枳壳与郁金，阴虚者加石斛。全部药物水煎后早晚口服，1 剂/日，连续用药 3 个月。针刺选择关元、三阴交与关元作为主穴，选择肾俞、血海、气海、脾俞、太冲、命门、丰隆、足三里作为配穴。常规消毒后依据补泻法给予针刺，有效保留 20 分钟。隔日开展 1 次，连续治疗 7 次为 1 个疗程，间隔 1 周后继续开展治疗，持续治疗 2 个月。

【治疗绝技】

针对多囊卵巢综合征不孕不育患者给予中药联合针刺治疗可显著改善内分泌失调状况，提高受孕率，值得推广。

【参考文献】

肖慧莲，赖胜兰．中药联合针刺治疗多囊卵巢综合征不孕不育42 例 [J]．中国中医药现代远程教育，2014，12（19）：129 – 131．

附　　录

艾附暖宫汤加减治疗月经过少虚寒证

【学术思想】

月经过少是指月经周期正常，月经量明显减少，或行经时间不足 2 天，甚或点滴即净者。古籍有称"经水涩少""经水少""经量过少"。多于月经后期并见，若不积极治疗，可发展成闭经，导致不孕症，严重影响育龄妇女身心健康。子宫发育不良、性腺功能低下等疾病，以及计划生育手术后均可导致月经过少。

【经典名方】

艾附暖宫汤。

【治疗方法】

给予艾附暖宫汤加减。药用：艾叶 10 g，香附 15 g，吴茱萸 6 g，白芍 10 g，当归 6 g，生地 9 g，川芎 9 g，黄芪 15 g，肉桂 3 g，续断 12 g。若肾虚甚加菟丝子 15 g，杜仲 15 g；血虚甚加枸杞子 10 g，制何首乌 9 g；气虚甚加党参 15 g，山药 10 g；痰湿偏重加制半夏 9 g，陈皮 10 g；血瘀甚加桃仁 10 g，红花 10 g。月经第 5 天开始服用，每天 1 剂，早晚各服 1 次，直到下次月经来潮停止用药，于月经周期第 5 天按以上方案再服。连服 3 个月经周期。

【治疗绝技】

月经过少是临床常见的妇科疾病。早在晋代王叔和《脉经·平妊娠胎动血分水分吐下腹痛证》中有"经水少"的记载。生育年龄的女性若未及时加以干预治疗，有很大可能发展为闭经，同时还会影响生育，造成不孕。月经异常均可归结为下丘脑 - 垂体 - 卵巢轴的功能异常及子宫内膜对卵巢分泌调控的异常。月经过少可因子宫发育不良、性腺功能低下等疾病引起。近年来，随着人工流产率逐渐增加，月经过少发病率呈逐渐上升趋势。月经过少的治疗一般是给予雌孕激素序贯疗法，使用 3 个月为一个疗程后停药观察。

中医认为月经过少的发病机制有虚有实。虚者多因精亏血少，冲任血海亏虚，经血乏源，治疗常用归肾丸补肾益精，养血调经或滋血汤养血益气调经；实者多由瘀血内停，或痰湿内生，血行不畅引起，治疗常用桃红四物汤活血化瘀调经或苍附导痰丸化痰燥湿调经。临床以虚证或虚中夹实为多。饮食生冷，或淋雨涉水，寒湿胞宫，兼见气血不足而致虚寒证。

艾附暖宫汤出自《沈氏尊生书》。方中艾叶逐寒湿、暖子宫，与香附合用起暖宫温经散寒作用，为主药；吴茱萸温经，肉桂通利血脉共为辅药；当归、川芎、白芍皆入肝经，三药配伍能养血活血调经，黄芪补气，与当归相配又可补血，续断活血通经，另用生地而不用熟地，是借其甘寒之性，以防辛热太过共为佐药。艾附暖宫汤可理气补血，使冲任血海充盈，使月经量增加。

【参考文献】

［1］张玉珍.中医妇科学［M］.北京：中国中医药出版社，2017.

［2］谢幸，孔北华，段涛.妇产科学［M］.9 版.人民卫生出版社，2018.

［3］郑筱萸.中药新药临床研究指导原则（试行）［M］.北京：中国医药科技出版社，2002.

［4］国家中医药管理局.中医病证诊断疗效标准［M］.北京：中国医药科技出版社，2012.

［5］冯力民，夏恩兰，从捷，等.应用月经失血图评估月经血量［J］.中华妇产科杂志，2001，36（1）：51–51.

［6］HIGHAMJM, O'BRIENPM, SHAWRW. Assessment of menstrual blood loss using apictorial chart［J］. Br J Obstet Gynecol，1990，97：734–739.

［7］林朝清.不同剂型艾附暖宫丸治疗月经过少（血虚气滞，下焦虚寒型）的临床研究［D］.成都中医药大学，2015.

［8］赵粉琴，徐世倩，袁爱倩，等.补肾养血汤联合雌孕激素序贯对卵巢储备功能低下血清性激素水平变化的影响［J］.中医药学报，2018，46（4）：67–69.

加减一阴煎合二至丸治疗经间期出血肾阴虚证

【学术思想】

两次月经中间即氤氲之时，出现周期性的少量阴道出血为经间期出血，即排卵期出血。认为其主要原因是月经中期雌激素下降过多，或内膜对雌激素波动过于敏感，或内膜局部因素的异常，不足以维持增长的子宫内膜而出现少量的突破性出血。中医认为月经周期是气血阴阳节律的重要表现形式，处于经间期是气血阴阳转变的重要时期，同时也是由虚渐盛的阶段，如阴阳失衡则无法顺利适应该变化，从而诱发经间期出血。此疾病发生于女性排卵期，容易诱发不孕。

【经典名方】

加减一阴煎合二至丸。

【治疗方法】

加减一阴煎合二至丸。生地黄 15 g，白芍 10 g，麦冬 10 g，熟地黄 15 g，女贞子 15 g，墨旱莲 15 g，知母 10 g，地骨皮 10 g，甘草 3 g。腰酸明显加杜仲 15 g，续断 15 g，菟丝子 15 g；心烦易怒、乳胀加郁金 5 g，柴胡 9 g，栀子 9 g；少腹疼痛明显加延胡索 12 g，川楝子 12 g；气短乏力加党参 18 g，黄芪 18 g；纳呆便溏去熟地黄，加砂仁 10 g，白术 10 g；出血多加乌贼骨 20 g，小蓟炭 12 g，芥穗炭 12 g；湿热加薏苡仁 12 g。于月经第 7 天开始服用，每日 1 剂，水煎 2 次取汁，分 2 次服，服至血止停药，经间出血持续至经前期仍未止者止血药不可用量过大，以免固涩留瘀。经水干净后再调经。治疗期间忌服辛辣刺激之品。连续治疗 3 个月经周期。

【治疗绝技】

明代王肯堂《证治准绳·女科·胎前门》云："天地生物，必有氤氲之时。万物化生，必有乐育之时……"《丹经》云："一月止有一日，一日止有一时。凡妇人一月经行一度，必有一日氤氲之候，于一时辰间气蒸而热、昏而闷、有欲交接不可忍之状，此的候也。于此时逆而取之则成丹，顺而施之则成胎矣。"可见在明代之前，古人就已经认识到月经周期中有一日是受孕"的候"，即现今所称之"排卵期"。

中医认为经间期是继经后期由阴转阳，由虚至盛之时期；月经的来潮，标志着前一周期的结束，新的周期开始，排泄月经后，血海空虚，阴精不足，随着月经周期的演变，阴血渐增，精血充盛，阴长至重，此时精化为气，阴转为阳，氤氲之状萌发"的候"（排卵）到来，这是月经周期中一次重要的转化。若体内阴阳调节功能正常者，自可适应此种变化，无特殊证候。若肾阴不足，或湿热内蕴，或瘀阻胞络，当阳气内动之时，阴阳转化不协调，阴络易伤，损及冲任，血海固藏失职，血溢于外，酿成经间期出血。历代医家大多认为，本病的主要病机与肾阴虚有关，由于阴精的不足，难以达到充盛，氤氲之时，重阴转阳，转化不顺利，影响子宫、冲任固藏，故出现经间期出血，阳气不能恢复则出血可延续到经前期；反复出血，病情缠绵者，治疗不及时可引起月经周期紊乱，月经淋漓不尽，甚或崩漏、不孕症等。因此，治疗重在经后期，以滋肾养血为主，补阴是前提，促使阴阳顺利转化也非常重要。

加减一阴煎出自《景岳全书》。方中生地、熟地、知母滋肾益阴，地骨皮泻阴火，白芍和血敛阴，麦冬养阴清心，甘草调和诸药。二至丸出自《扶寿精方》。方中女贞子益肝补肾，墨旱莲补肾益阴、凉血止血，二药平补肝肾，补而不滞，润而不腻，久服不碍脾胃。加减一阴煎与二至丸合用滋肾益阴，调养阴血，使阴阳调和，冲任得固，离经之血自止。

【参考文献】

［1］张玉珍．中医妇科学［M］．北京：中国中医药出版社，2017.

［2］谢幸，孔北华，段涛．妇产科学［M］．9版．北京：人民卫生出版社，2018.

［3］郑筱萸．中药新药临床研究指导原则（试行）［M］．北京：中国医药科技出版社，2002.

［4］钱秀娟，韦玮，吴燕平．吴燕平分期治疗经间期出血经验介绍［J］．新中医，2020，52（1）：192－193.

［5］宋颖波，戴芳．二妙调冲汤治疗经间期出血42例［J］．实用中医药杂志，2018，34（8）：929－930.

［6］谢鸣．方剂学［M］．北京：人民卫生出版社，2007.

［7］蔚方燕，叶青．六味地黄丸合二至丸加减治疗肾阴虚型经间期出血30例［J］．甘肃中医学院学报，2011，28（1）：50－51.